老咳嗽怎么办呀?

罗云涛 邓旭 主编

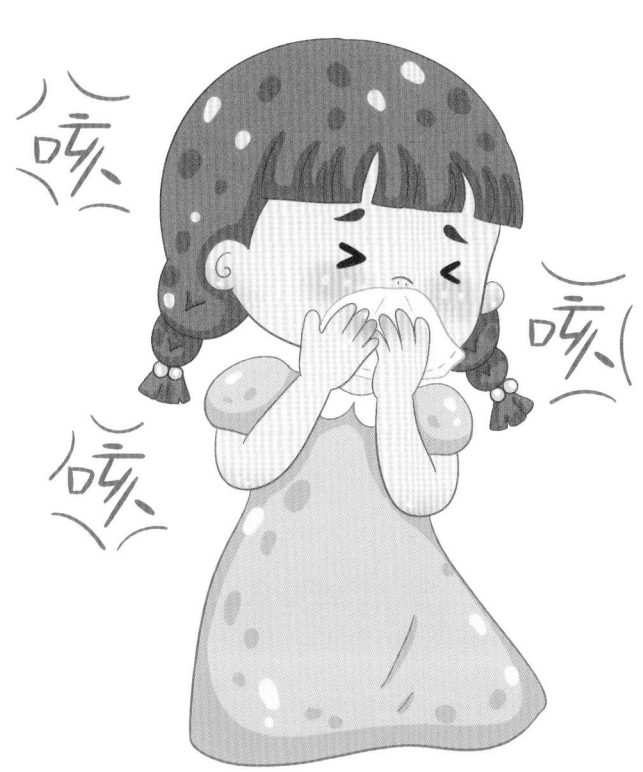

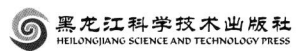

黑龙江科学技术出版社
HEILONGJIANG SCIENCE AND TECHNOLOGY PRESS

图书在版编目（CIP）数据

老咳嗽怎么办呀？/ 罗云涛, 邓旭主编 . —— 哈尔滨：
黑龙江科学技术出版社, 2022.1

（我不怕生病）

ISBN 978-7-5719-1217-8

Ⅰ.①老… Ⅱ.①罗… ②邓… Ⅲ.①小儿疾病 – 咳
嗽 – 儿童读物 Ⅳ .① R725.6–49

中国版本图书馆 CIP 数据核字 (2021) 第 247951 号

老咳嗽怎么办呀？
LAO KESOU ZENMEBAN YA?

作　　者	罗云涛　邓 旭	
策划编辑	深圳 . 弘艺文化　HONGYI CULTURE	
封面设计		
责任编辑	马远洋	
出　　版	黑龙江科学技术出版社	
地　　址	哈尔滨市南岗区公安街 70-2 号	
邮　　编	150007	
电　　话	（0451）53642106	
传　　真	（0451）53642143	
网　　址	www.lkcbs.cn	
发　　行	全国新华书店	
印　　刷	哈尔滨市石桥印务有限公司	
开　　本	889 mm×1194 mm　1/16	
印　　张	2.5	
字　　数	160 千字（全 8 册）	
版　　次	2022 年 1 月第 1 版	
印　　次	2022 年 1 月第 1 次印刷	
书　　号	ISBN 978-7-5719-1217-8	
定　　价	160.00 元（全 8 册）	

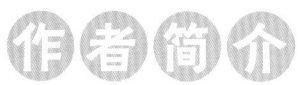

罗云涛

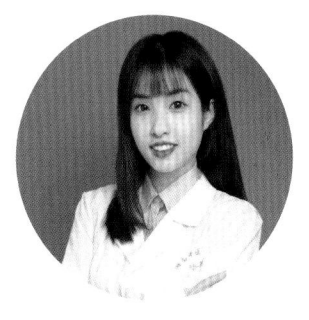

医学博士，中医师，高级保健按摩师，师从全国名老中医药专家陈新宇教授，长沙市老干部大学保健系特聘教师。擅长治疗小儿感冒、咳嗽、肺炎、鼻炎等肺部疾病，腹泻、便秘等胃肠道疾病。积极推广小儿推拿疗法、中医药治疗小儿疾病的方法，推动中医疗法进家庭，同时致力于小儿健康知识科普。作为丛书主编之一，编撰中小学生中医药文化知识读本丛书，帮助提高小儿健康素养，让小朋友健康快乐成长。

邓旭

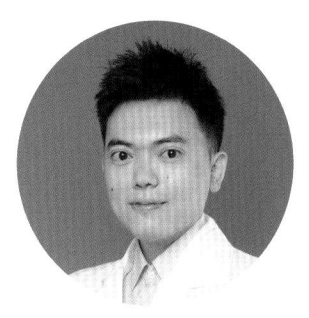

医学博士，中医主治医师，高级保健按摩师，师从全国名老中医药专家陈新宇教授。擅长治疗小儿感冒、咳嗽、哮喘、腹泻等内科疾病，湿疹、疱疹等皮肤疾病。擅长运用小儿推拿、穴位敷贴等疗法治疗小儿疾病，减少药物运用，并推动小儿健康知识科普。作为丛书主编之一，编撰中小学生中医药文化知识读本丛书，为小朋友提供基本健康知识，助力健康成长。

"我怎么咳嗽了？"

啊咳咳

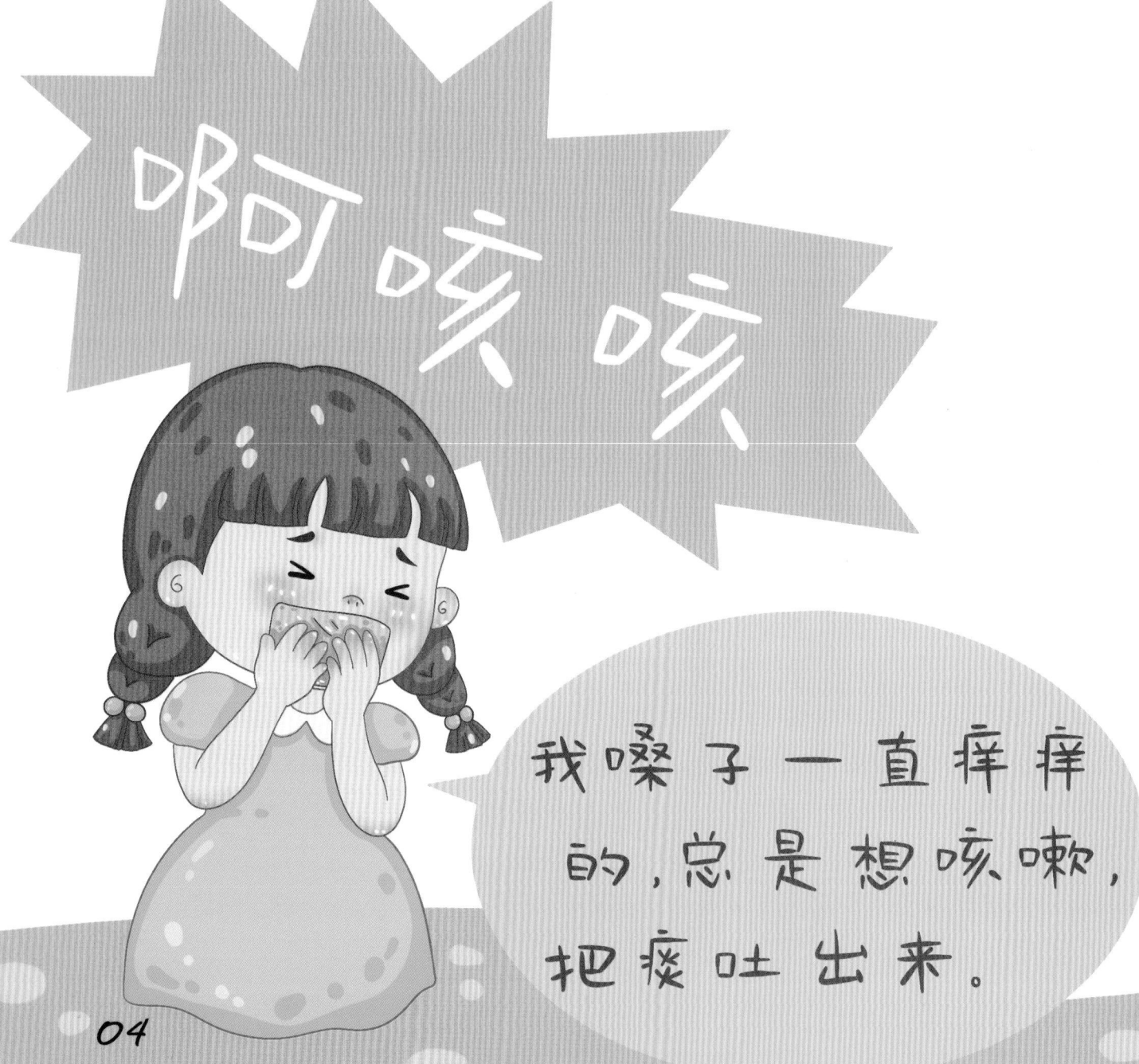

我嗓子一直痒痒的，总是想咳嗽，把痰吐出来。

你 怎 么 了 ？

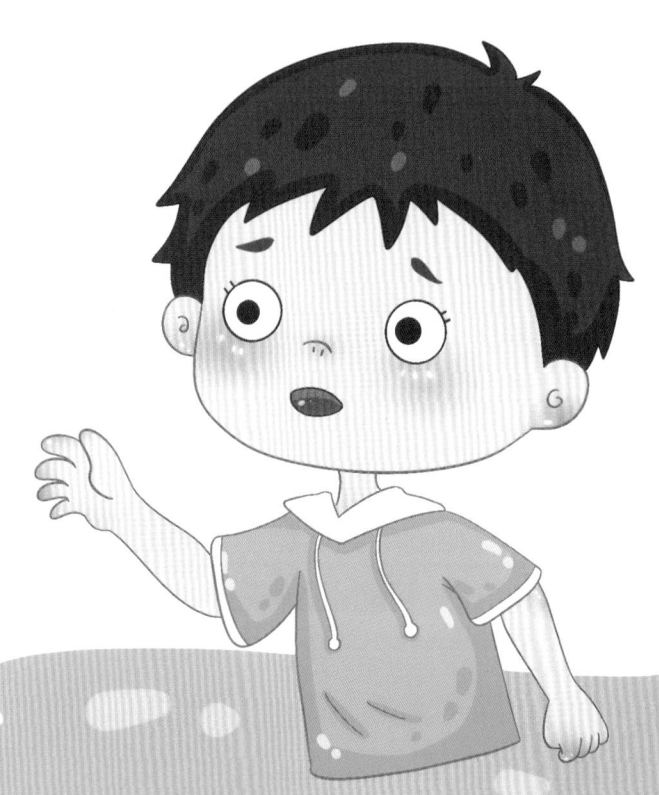

咳嗽是什么呢?

咳嗽，不仅仅是感冒的一种症状，有时也是一种疾病啊。

咳嗽的时候会……

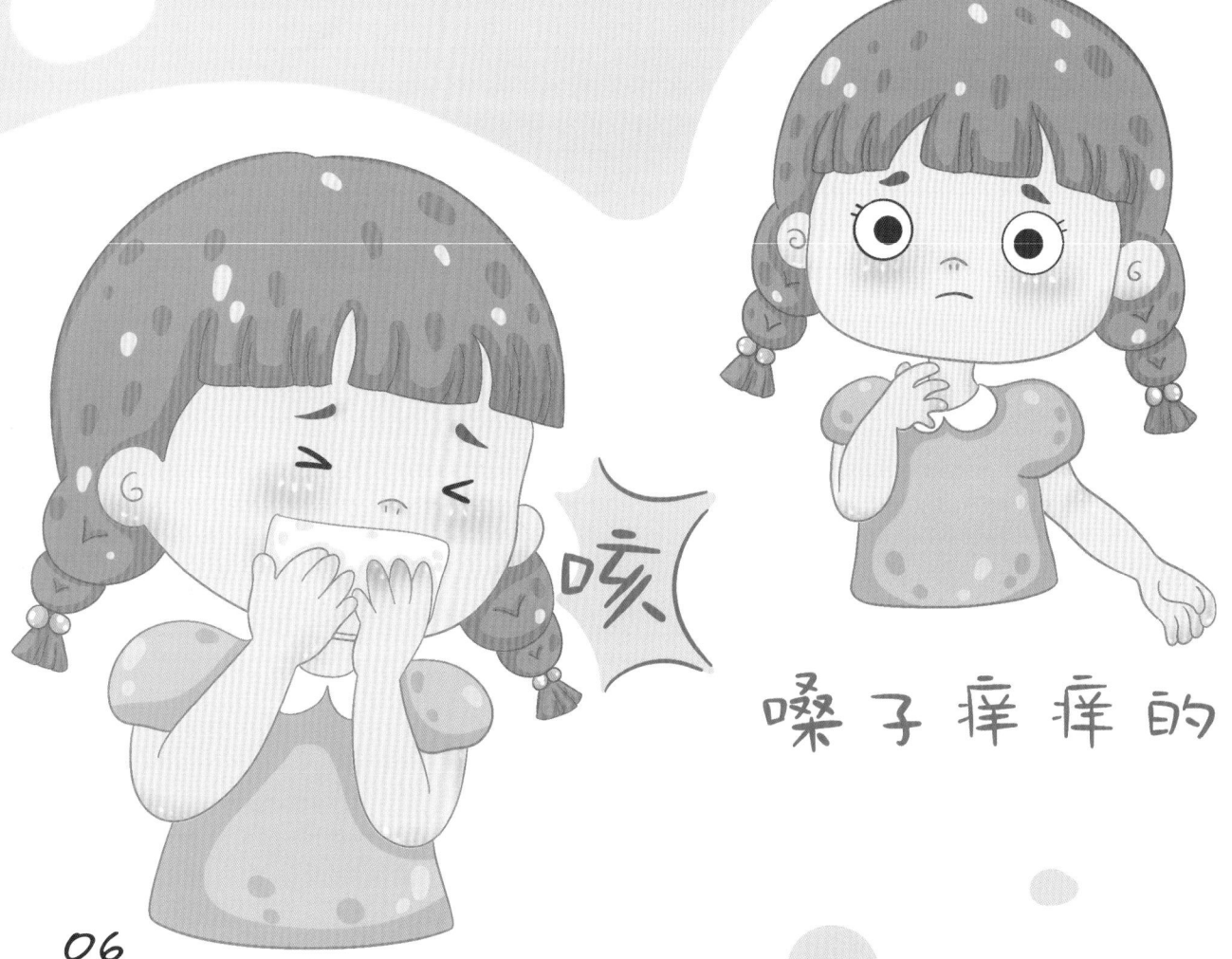

咳

嗓子痒痒的

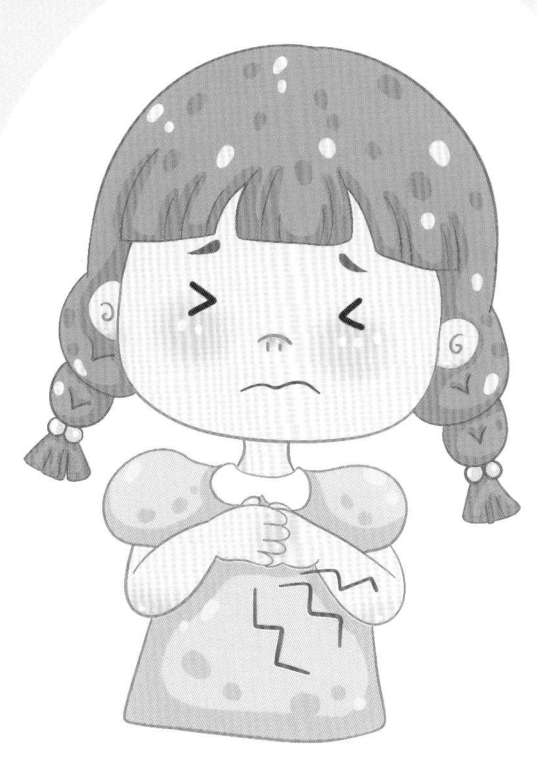

胸口痛痛的

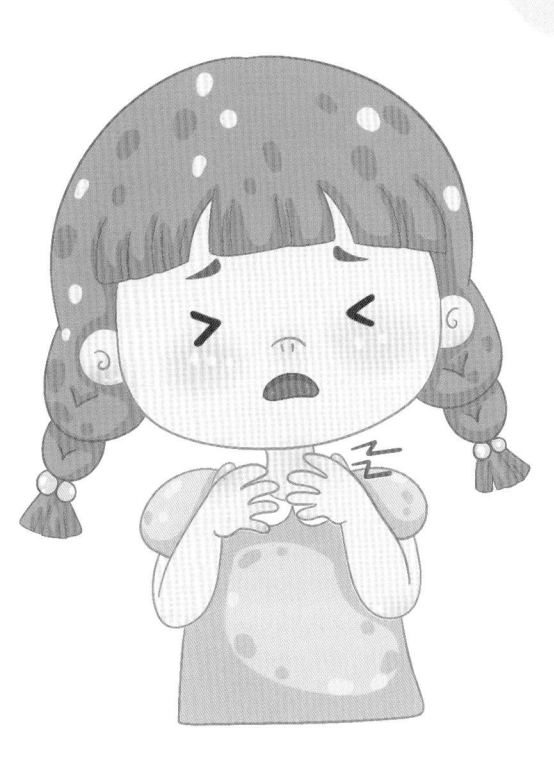

嗓子干干痛痛的

为什么会咳嗽呢？

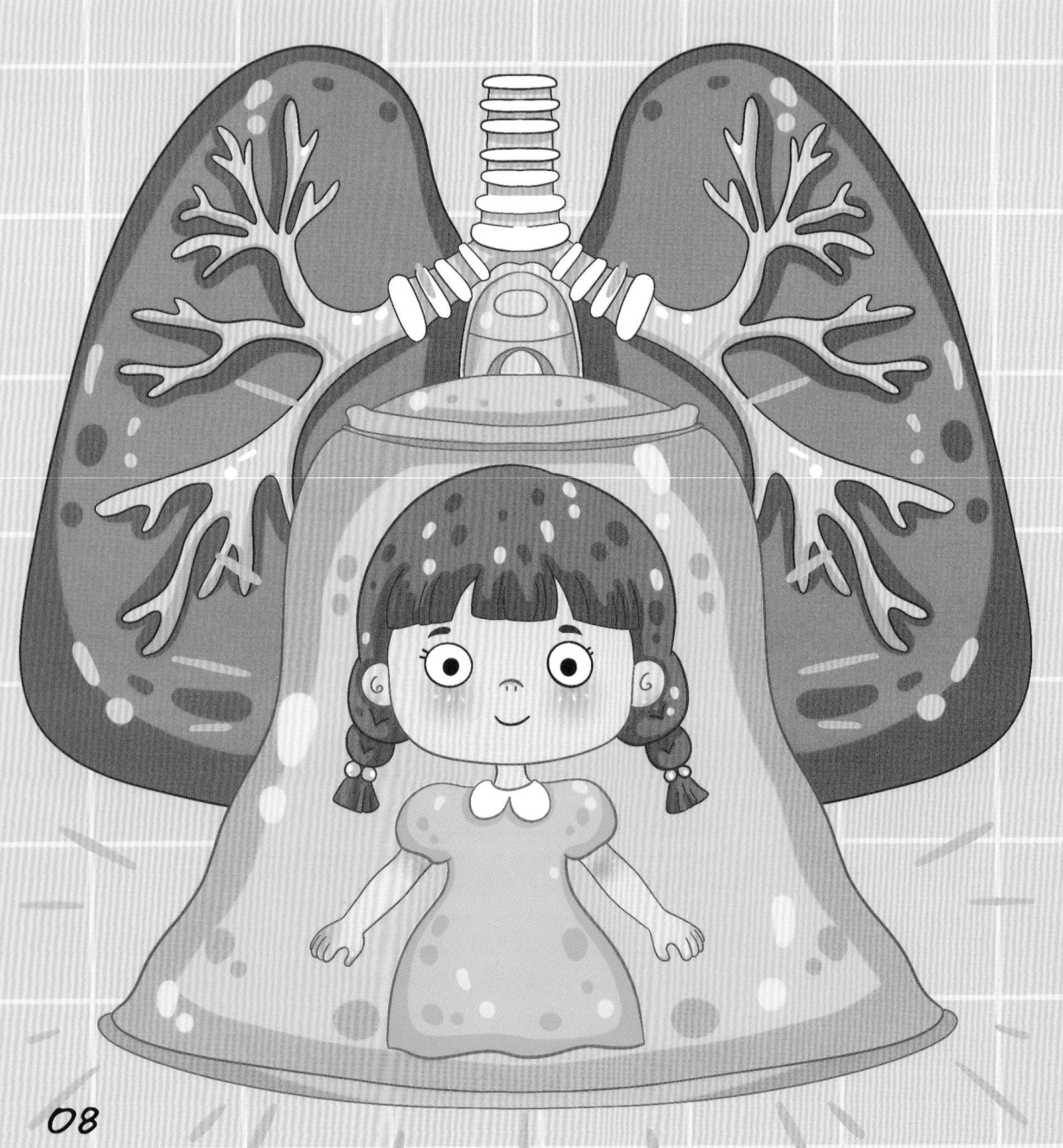

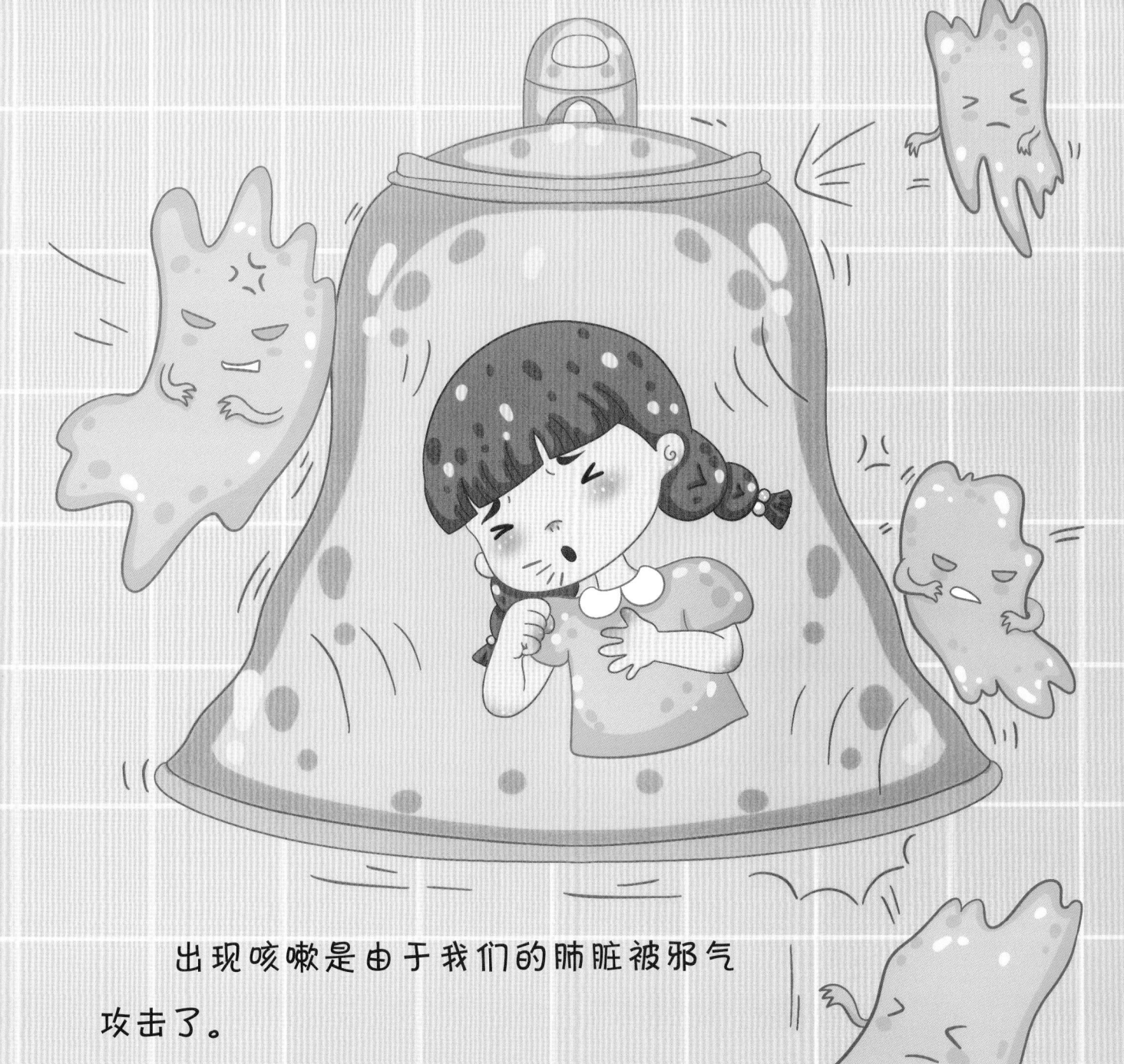

　　出现咳嗽是由于我们的肺脏被邪气攻击了。

　　我们的**肺脏**就像一口大**钟**，时刻**保护**着我们。而肺脏被邪气攻击时就像大钟被撞时会响，就会出现**咳嗽**的情况。

邪气是从哪里来的呢?

引起咳嗽的**邪气**，既可能从**外面攻击**，又可能由**内部产生**。

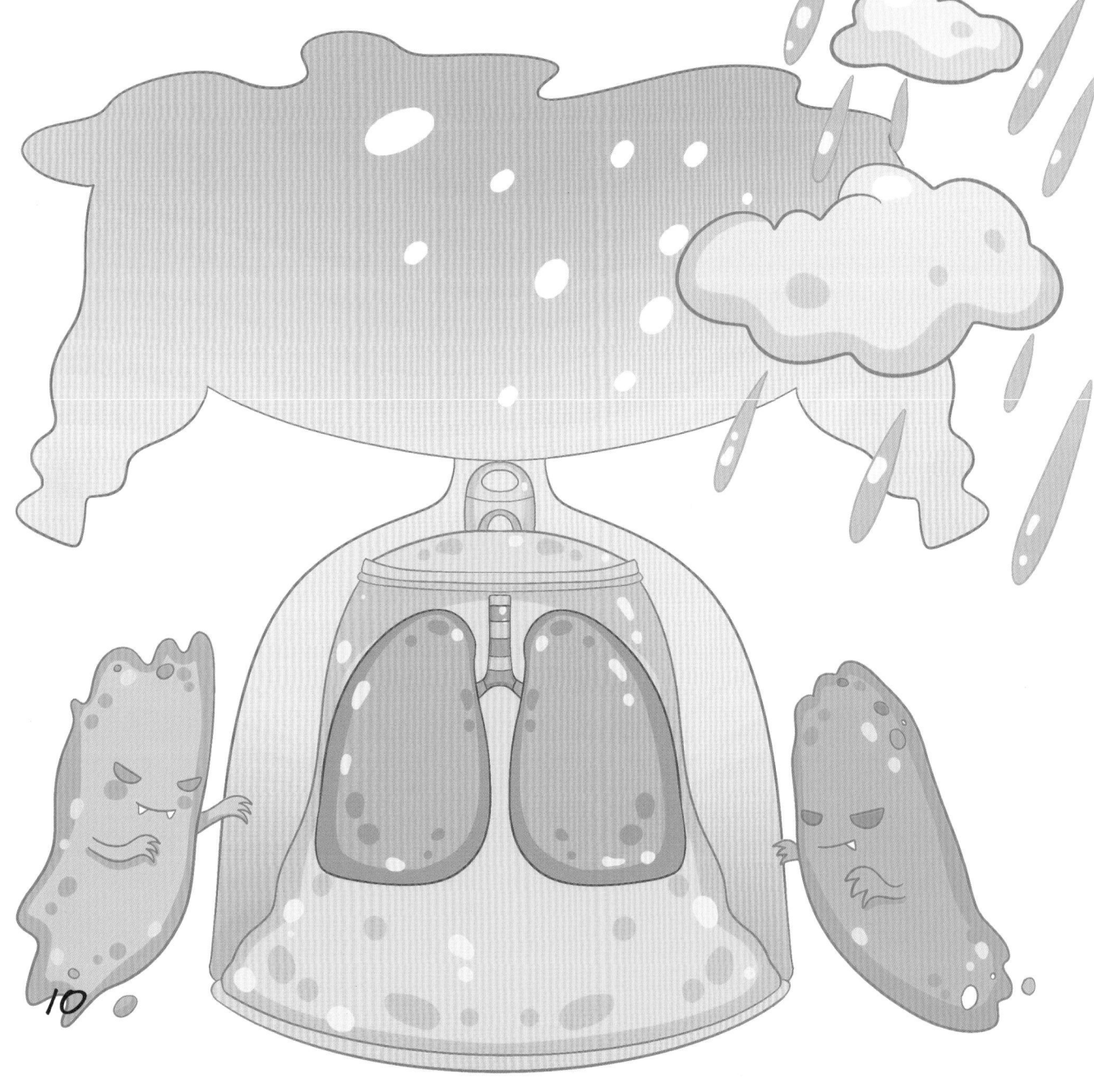

10

外在**自然界**的**邪气**，会趁着天气变化剧烈，或者我们的正气减弱时，**攻击**我们的身体。

外感性的咳嗽有风寒咳嗽、风热咳嗽和风燥咳嗽。

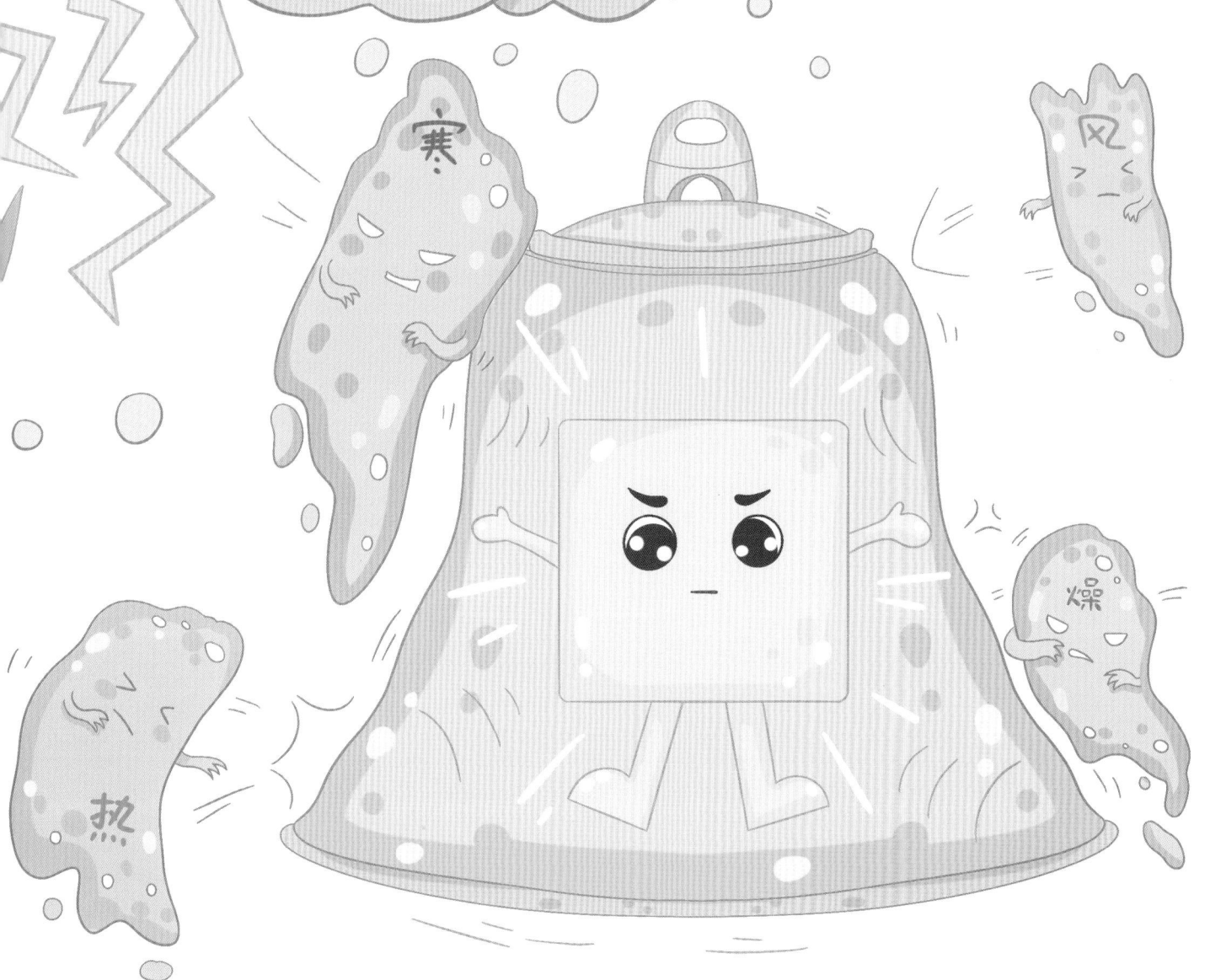

身体内部也会有邪气!

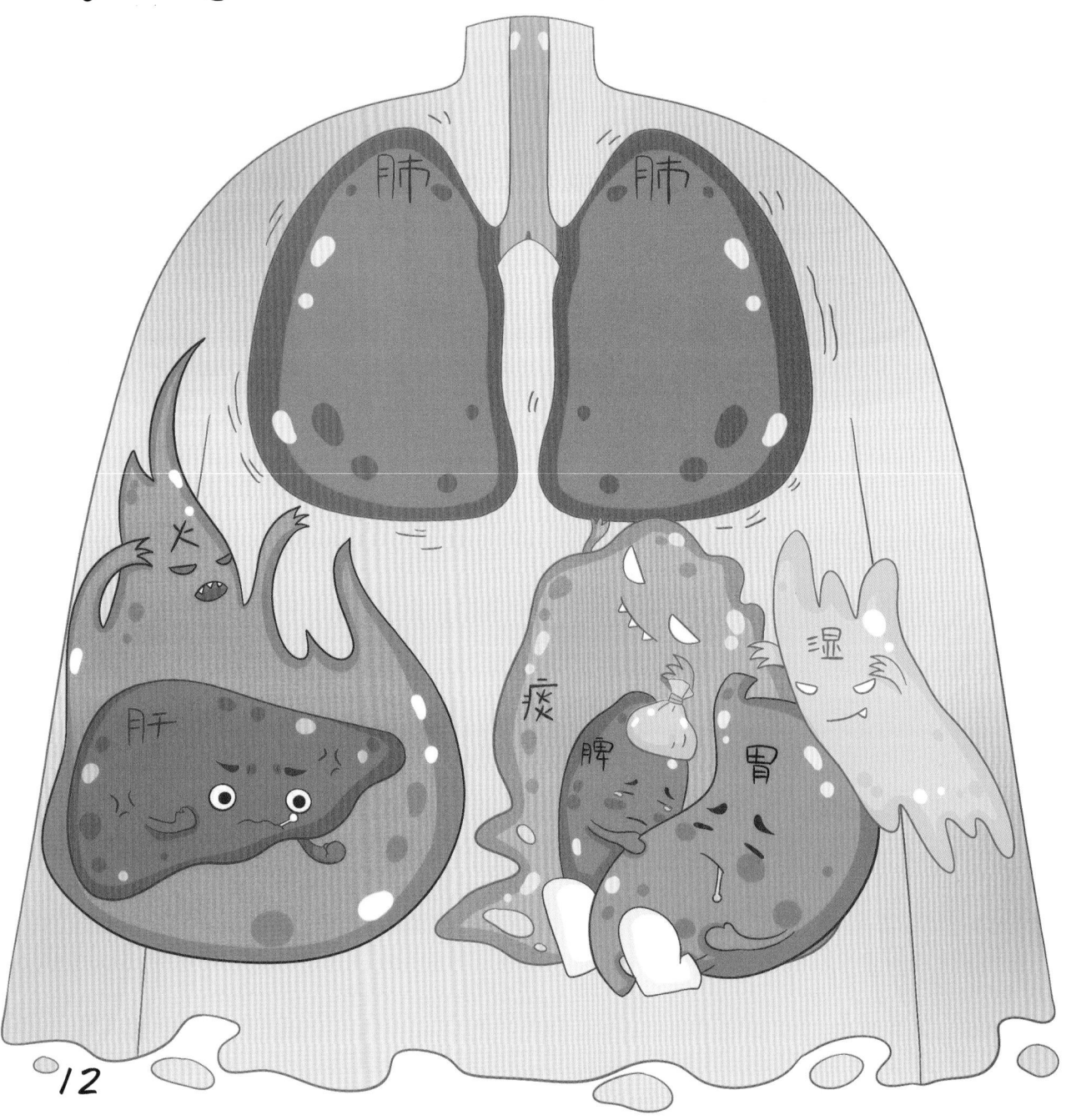

如果我们的**生病**了，身体内部也会产生痰、湿等邪气来攻击肺脏，从而引起咳痰。

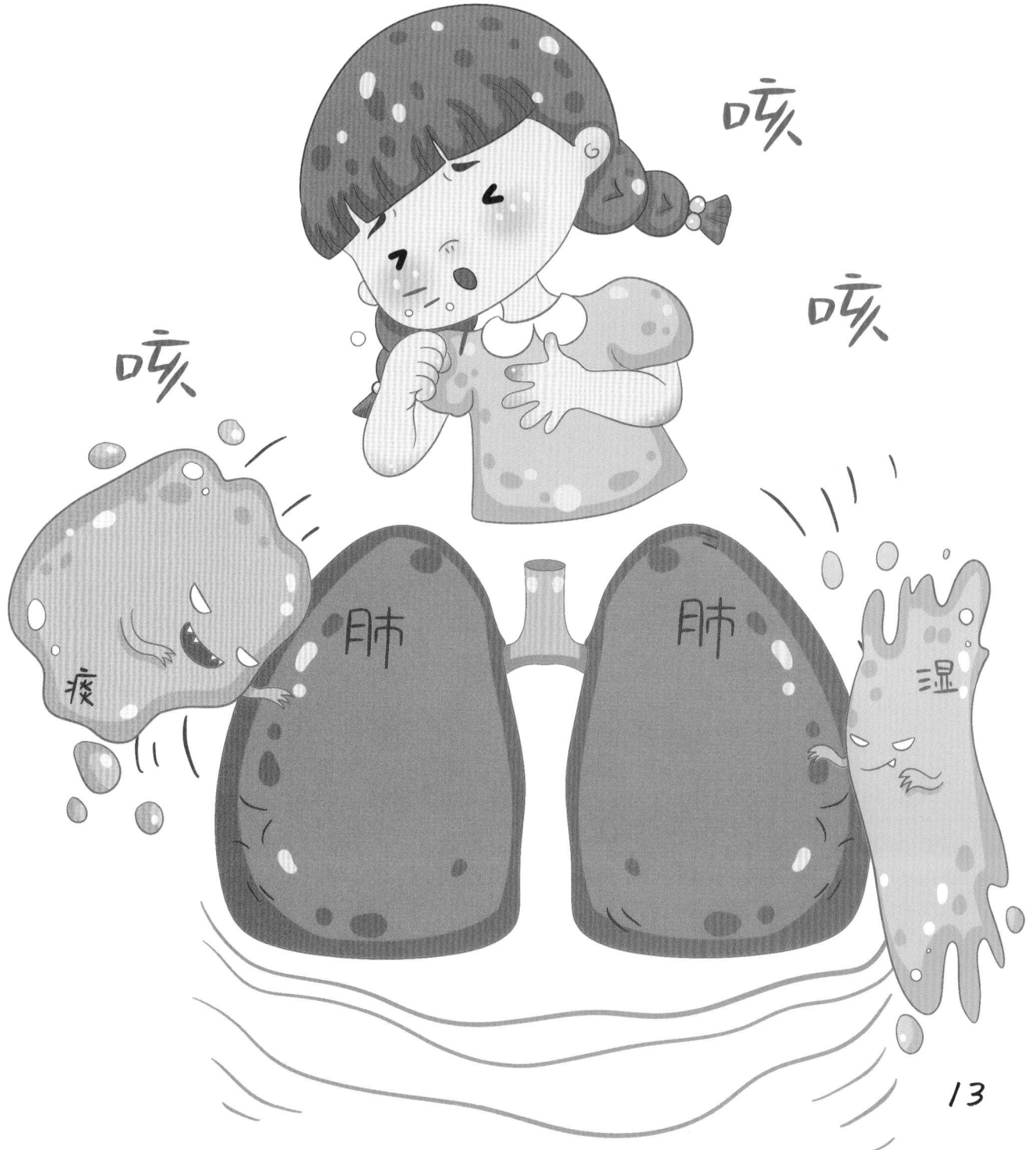

咳嗽其实是肺脏在驱除邪气！

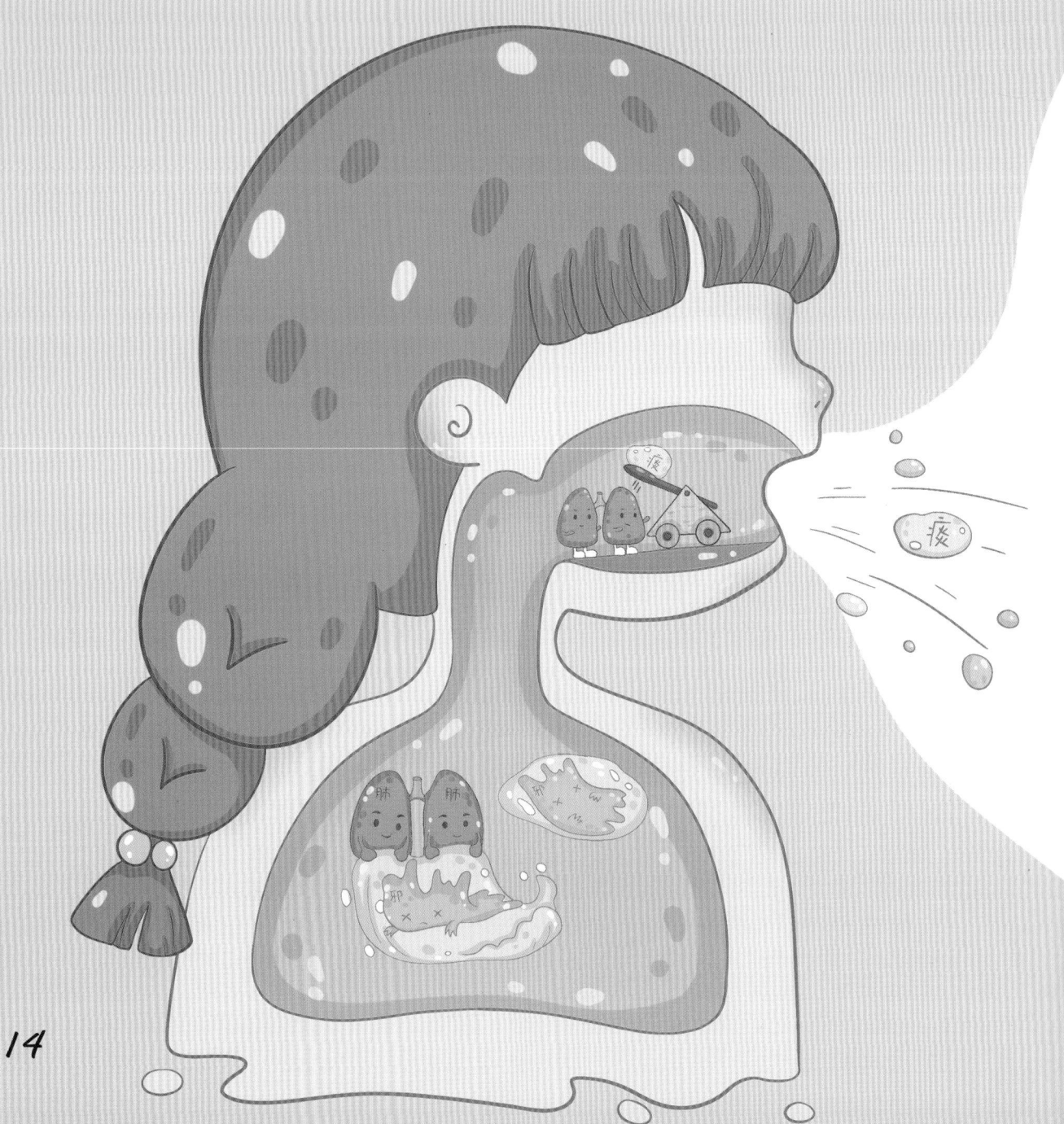

14

咳嗽，具有清除**呼吸道异物**和**分泌物**的保护性作用。

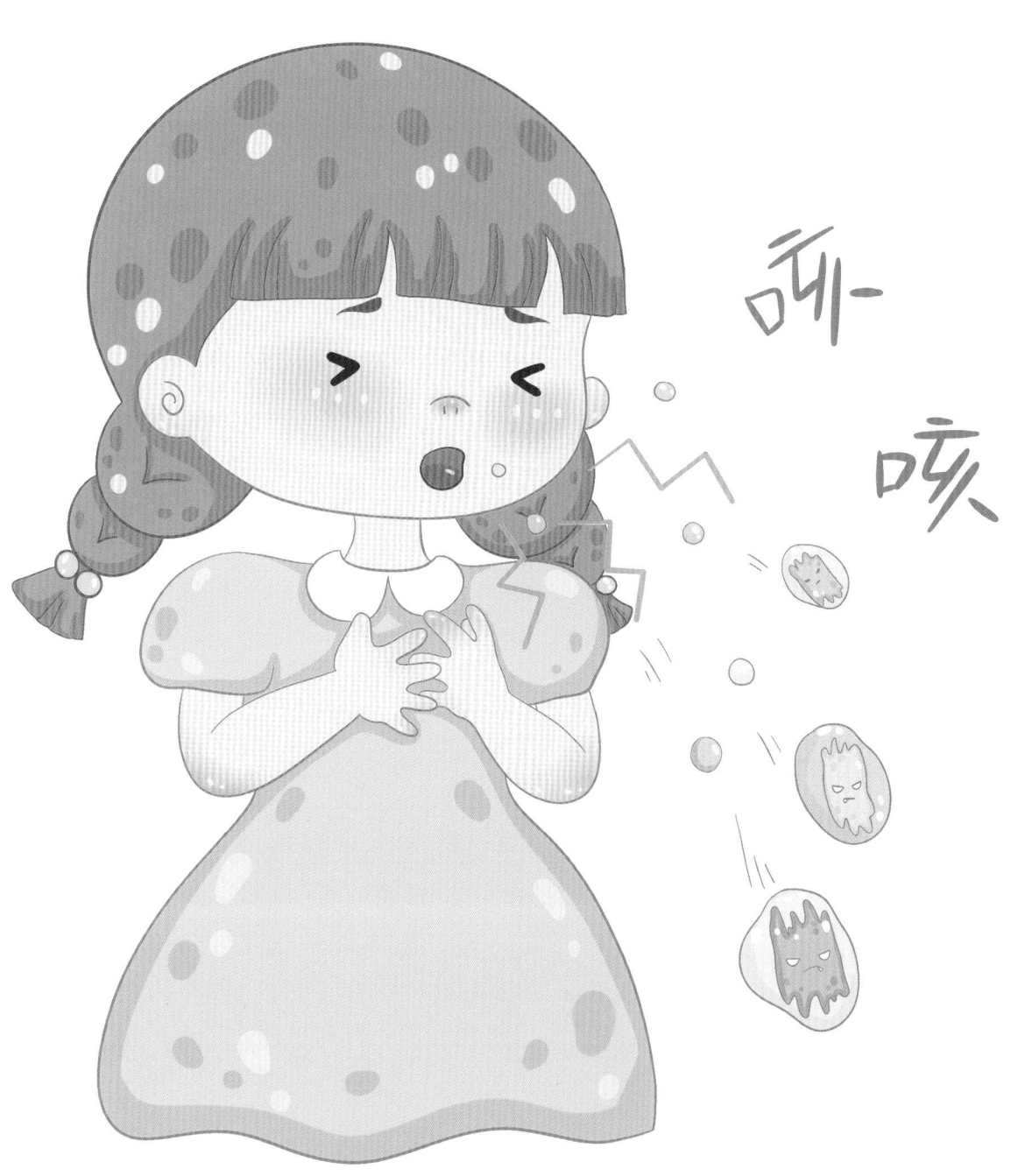

你的痰是什么颜色呢?

因为痰里包裹着邪气,所以可以通过观察痰的颜色,了解病情!

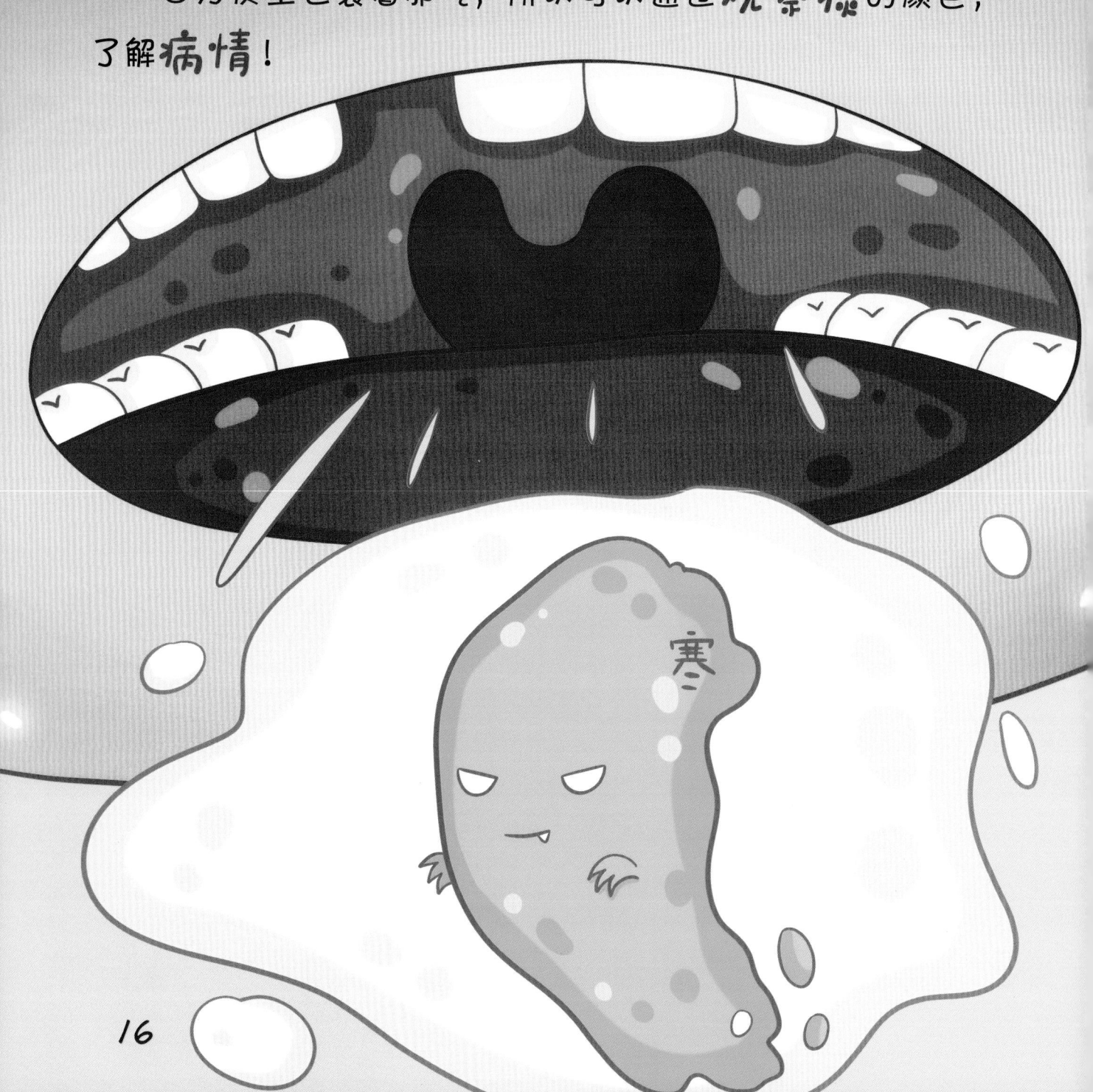

如果痰是白色，而且稀的，一般属于寒；如果痰是黄色，而且黏黏的，一般属于热。

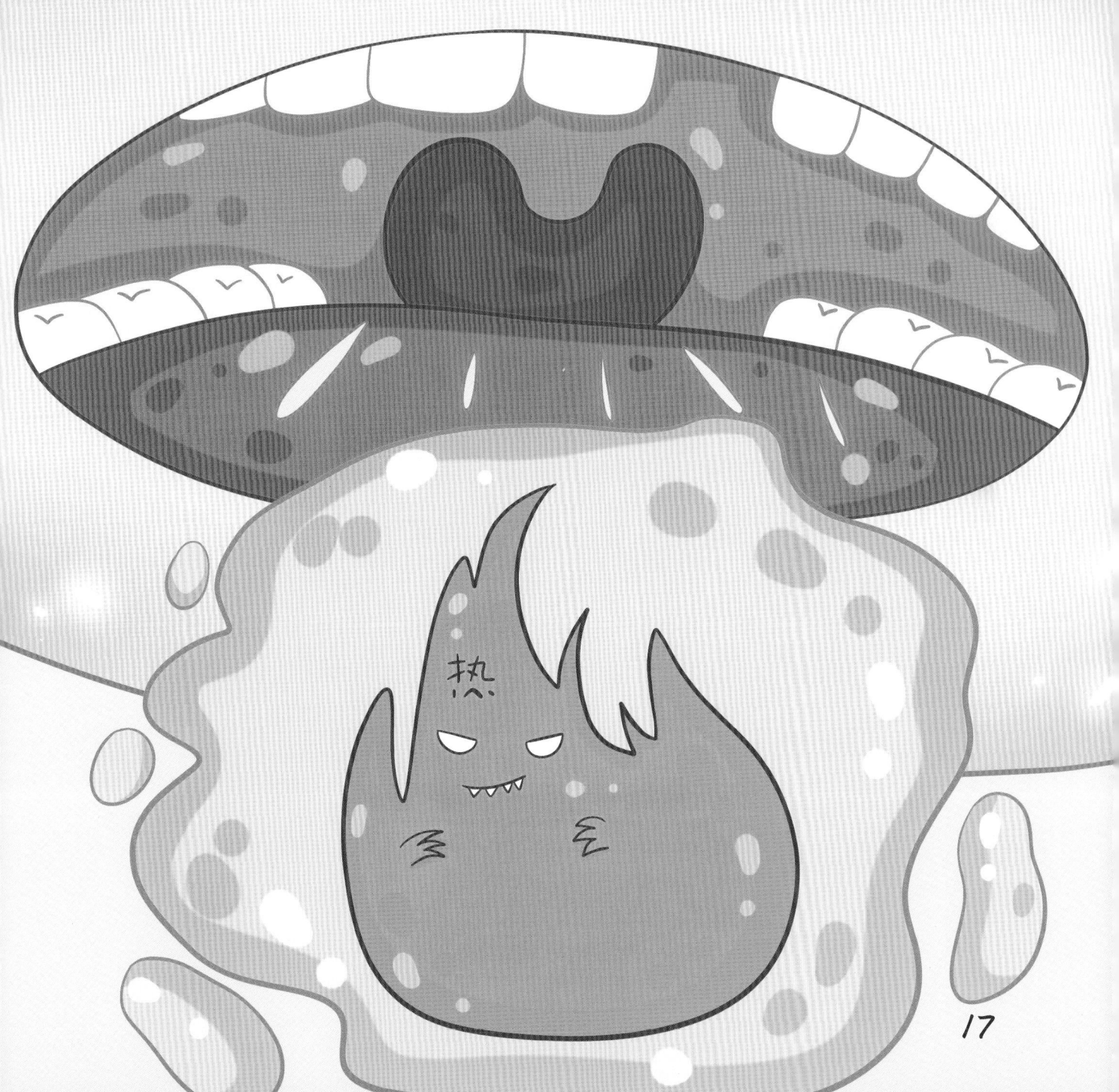

不要随地吐痰！

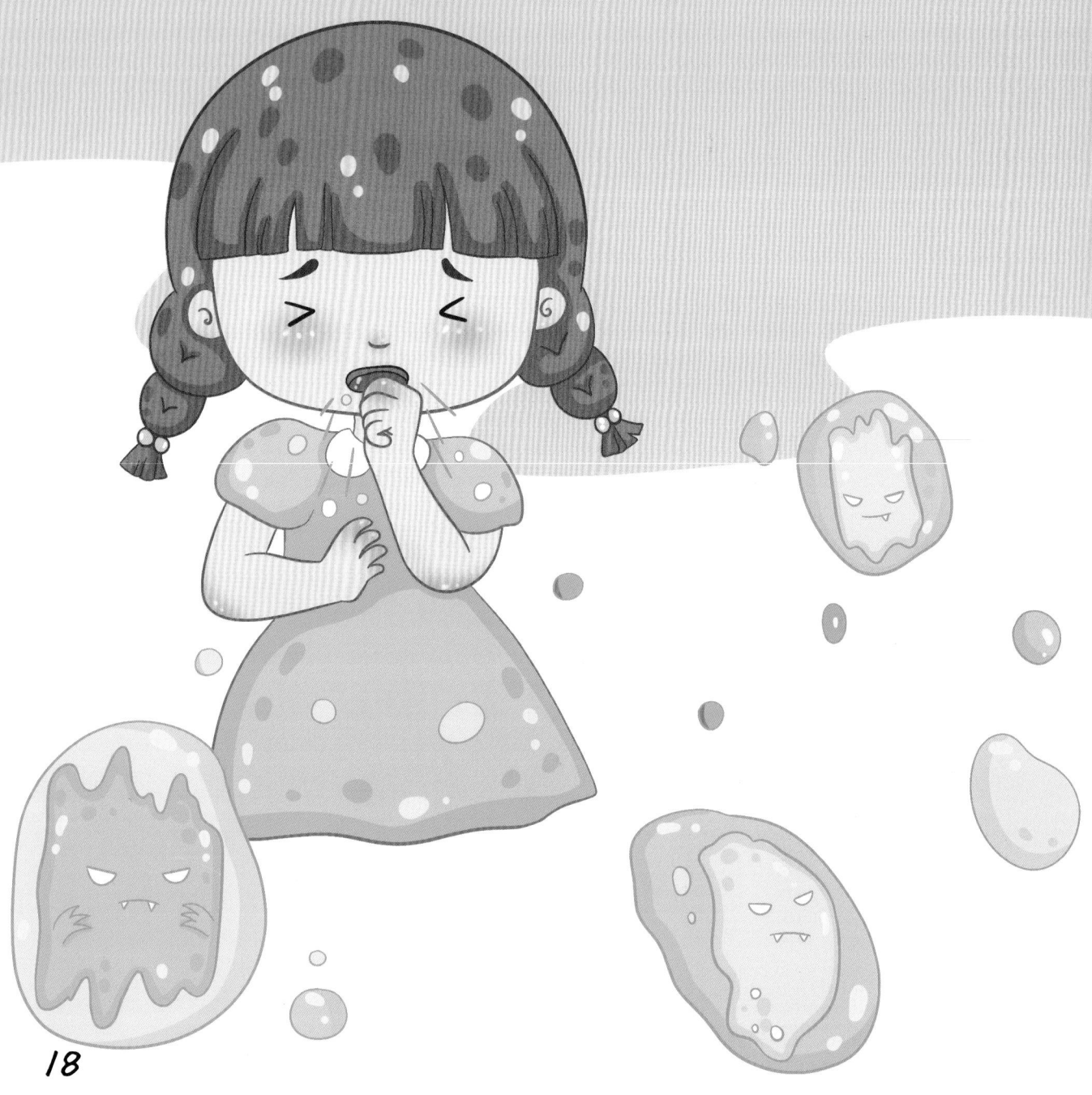

18

打喷嚏和咳嗽的时候，包裹在痰里的**邪气**会趁机飞向四周，**传染**给其他人，所以请记住不要对着别人咳嗽，也不要随地吐痰！

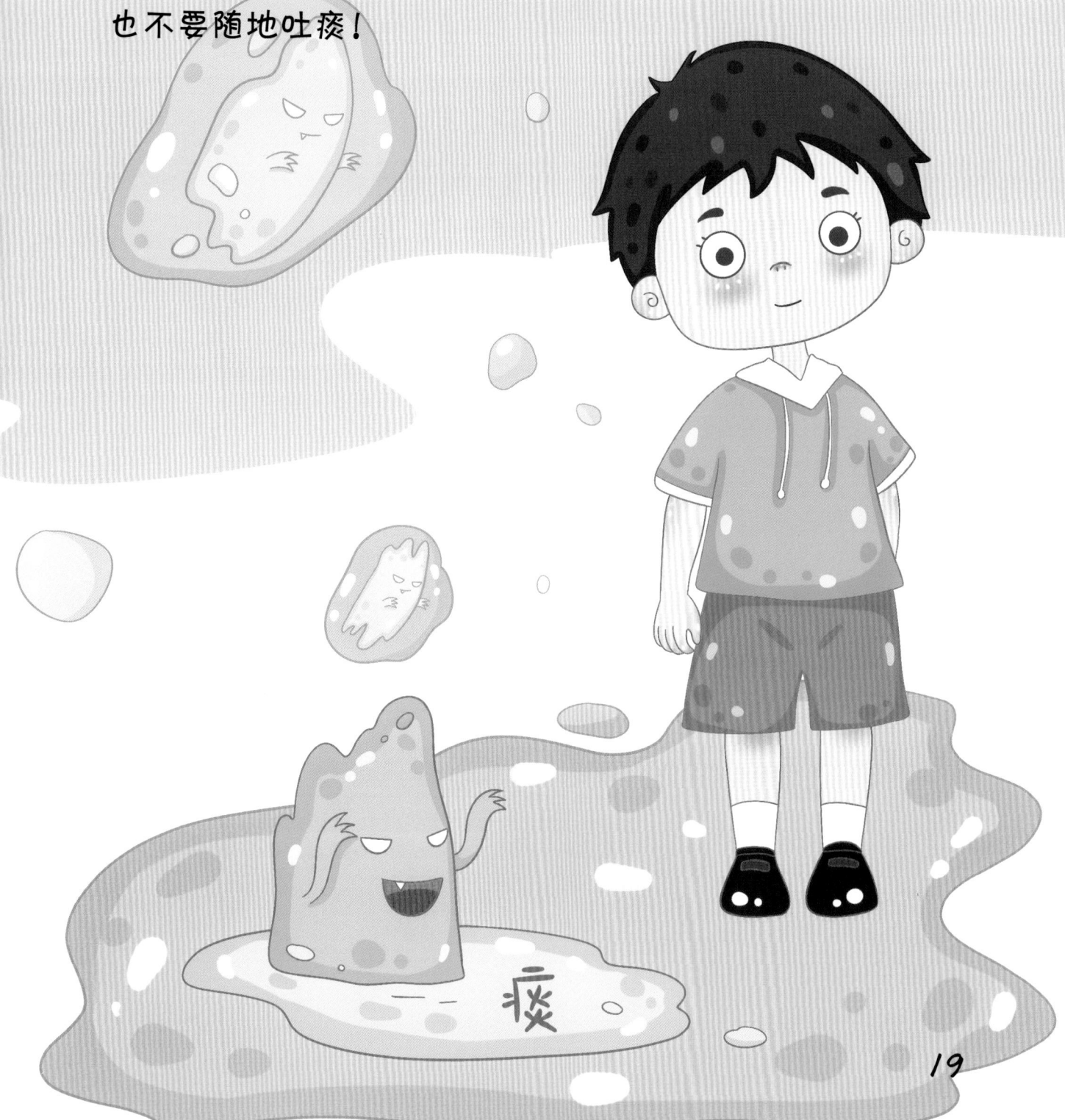

痰

要注意咳嗽礼仪！

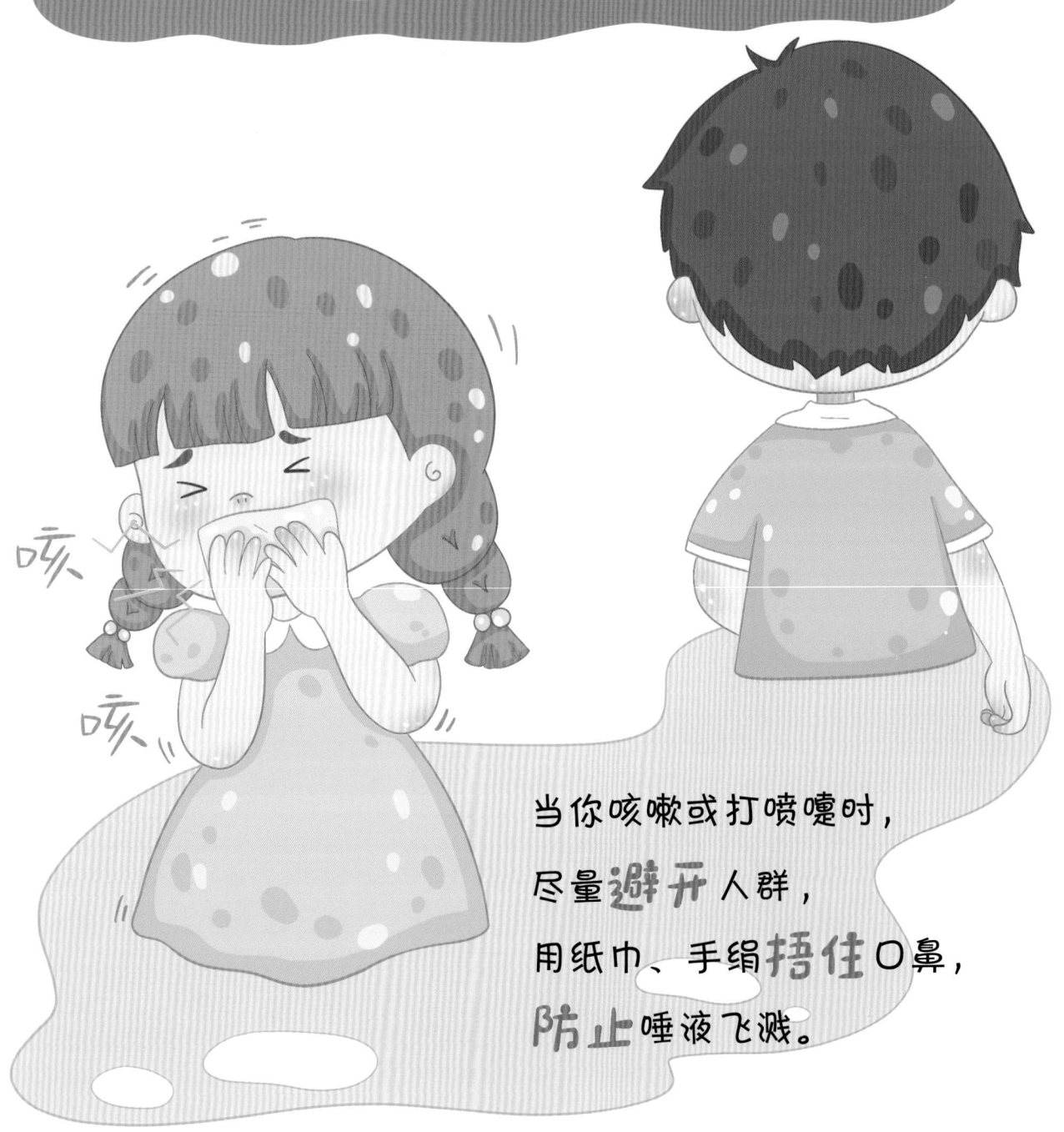

当你咳嗽或打喷嚏时，
尽量避开人群，
用纸巾、手绢捂住口鼻，
防止唾液飞溅。

记住不要用手遮盖口鼻！
如果没有纸巾、手绢的情况下，
可以用手肘的**衣袖遮盖**！

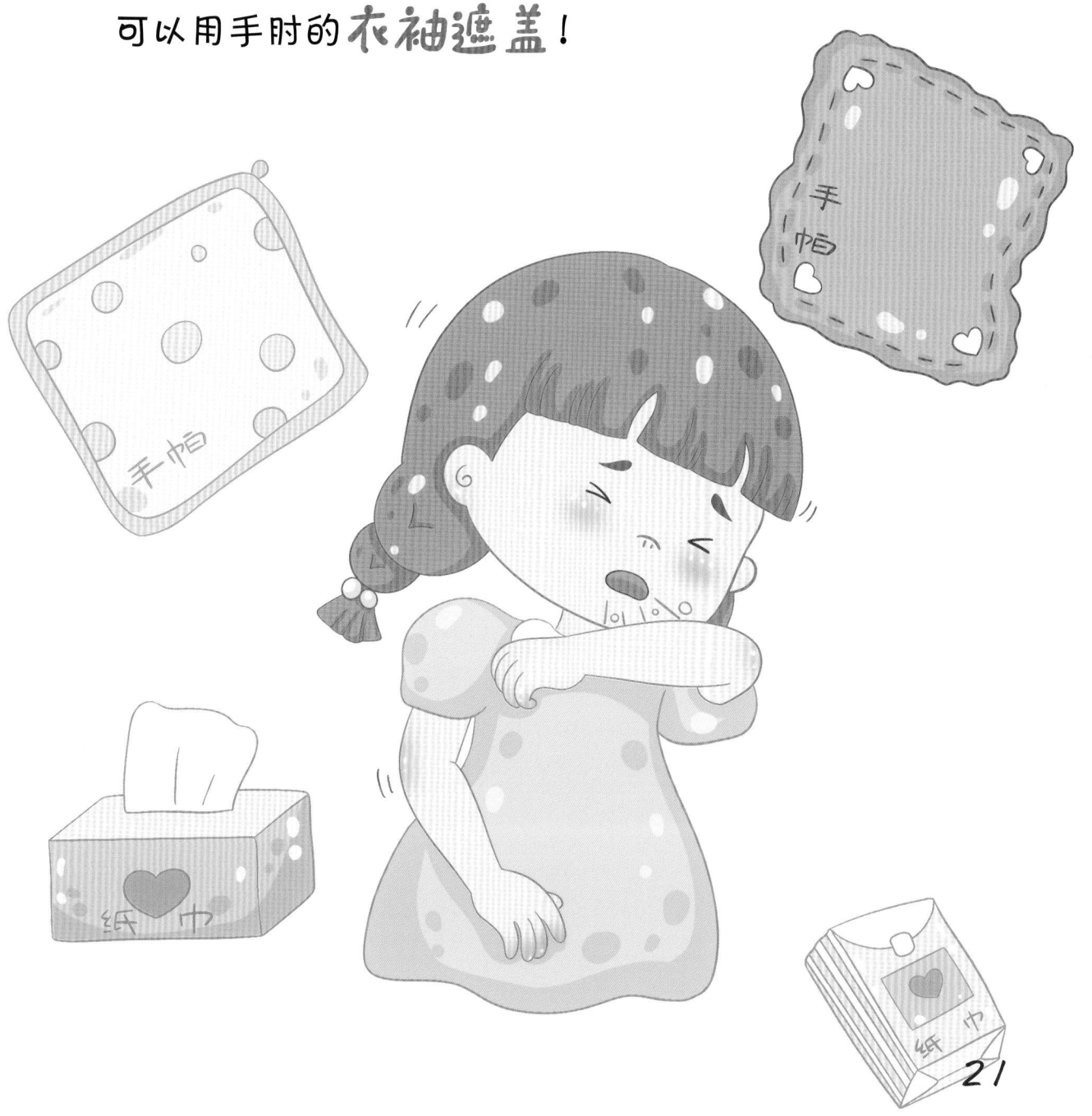

21

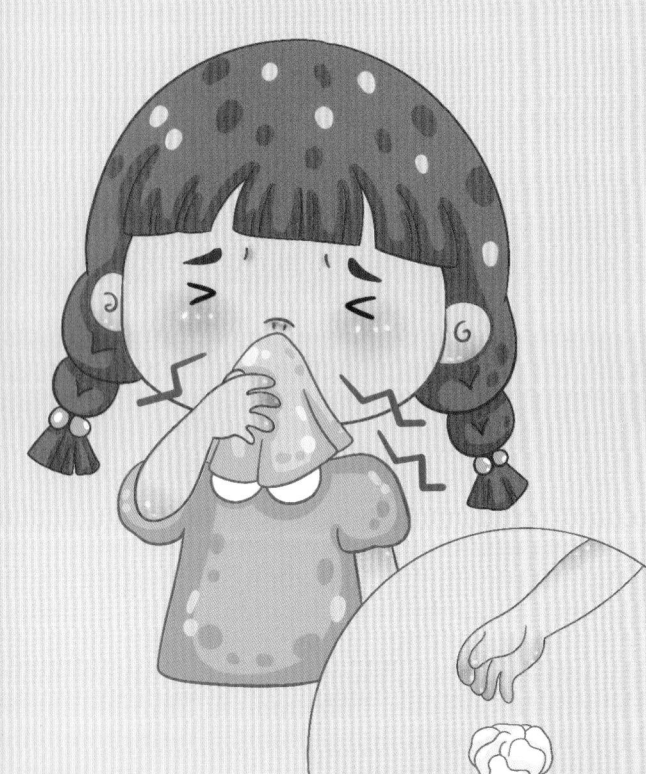

使用后的纸巾不要随便**乱扔**，记得丢到垃圾桶里。

咳嗽或打喷嚏后要立即**清洗双手**或使用免洗消毒液进行**双手消毒**。

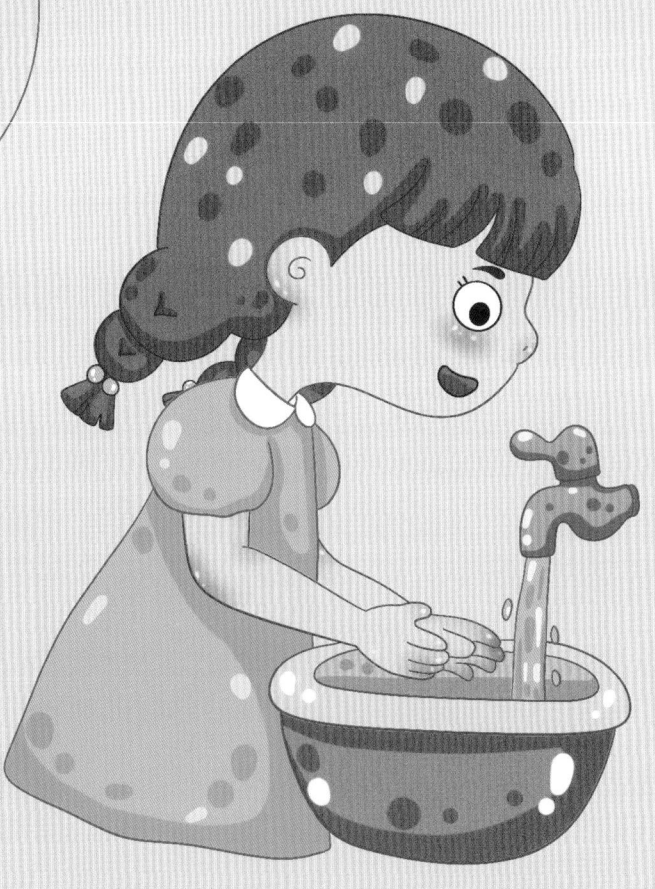

22

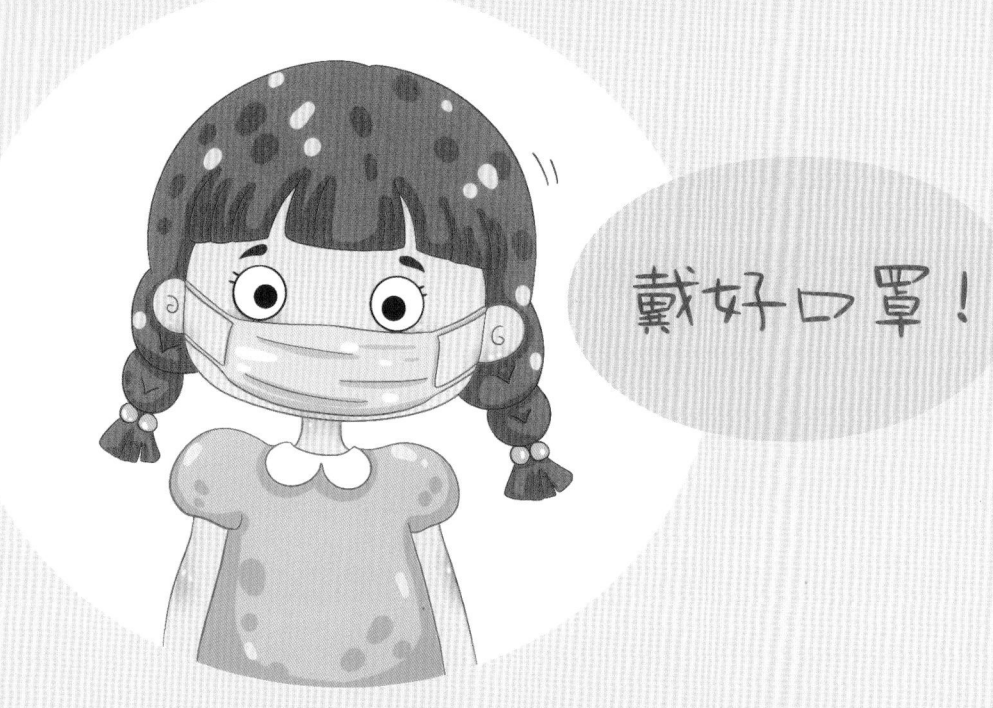

戴好口罩！

外出时要佩戴口罩，同时与他人保持至少1米以上的距离。

说话时不要声音太大或太激动了，避免"吐沫横飞"。

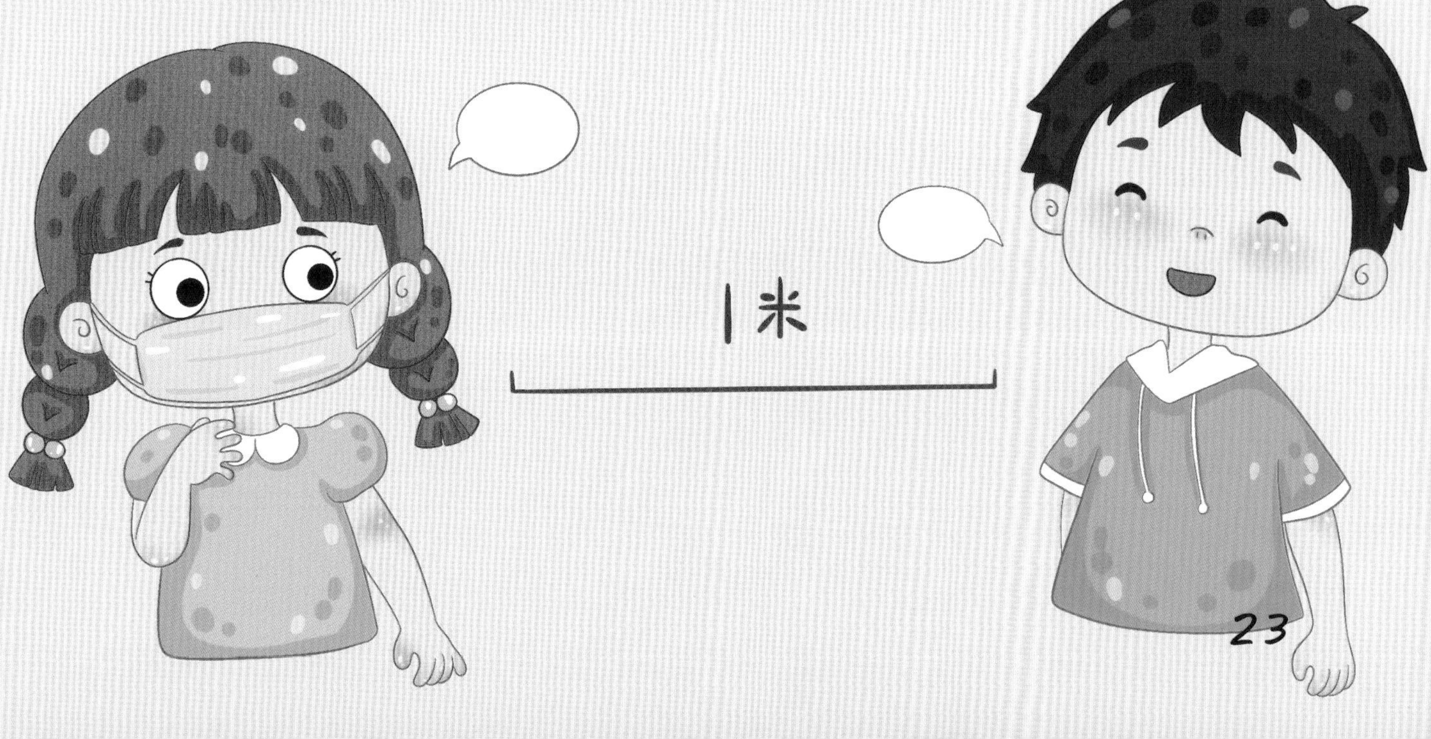

1米

23

咳嗽了吃东西要注意什么？

避免吃辣的、干的、油炸的食物！

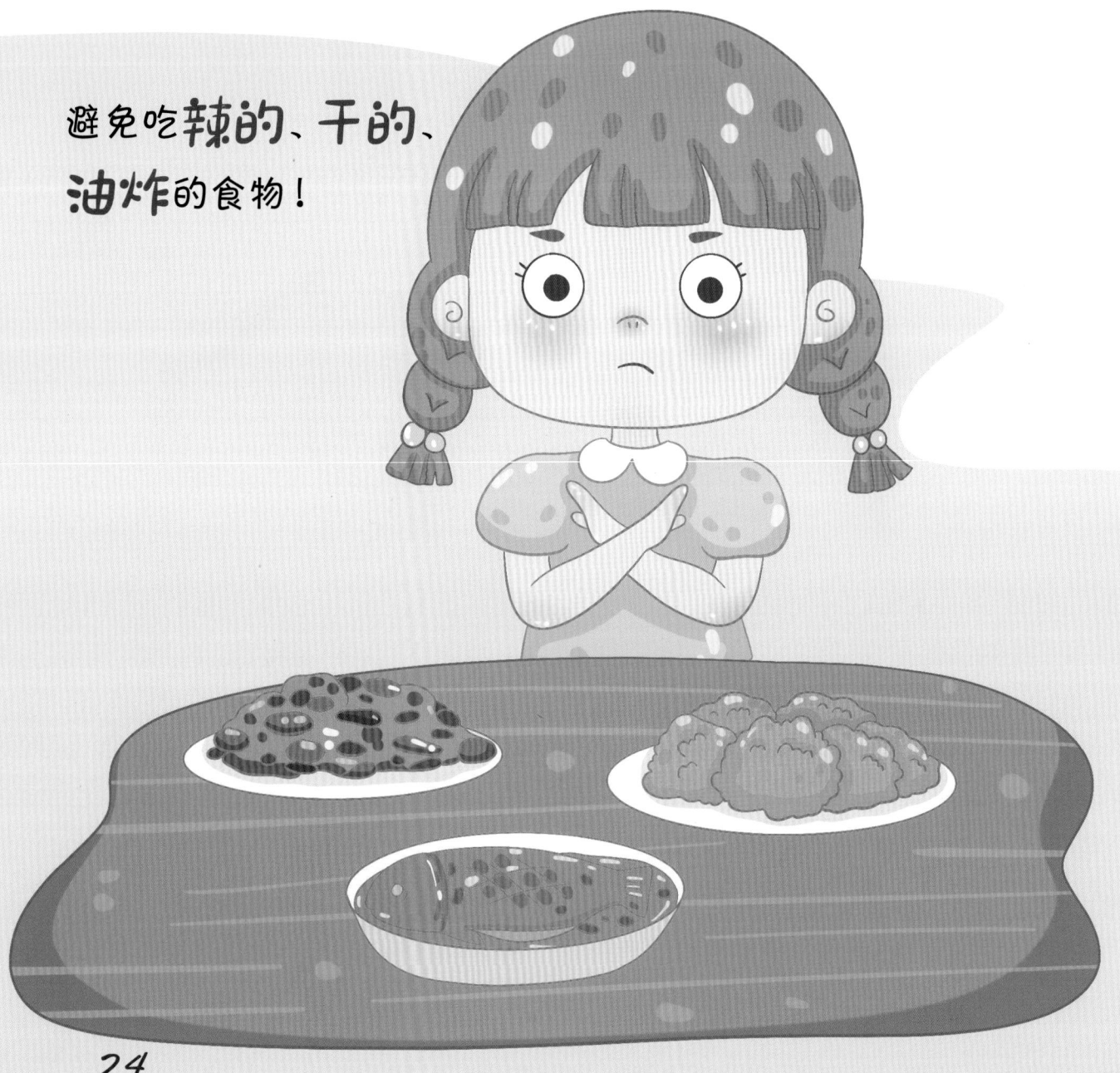

多吃**蔬菜**，可以暂时以喝清淡的**粥**为主！

多喝水，还可以喝一点儿甜甜的蜂蜜水。

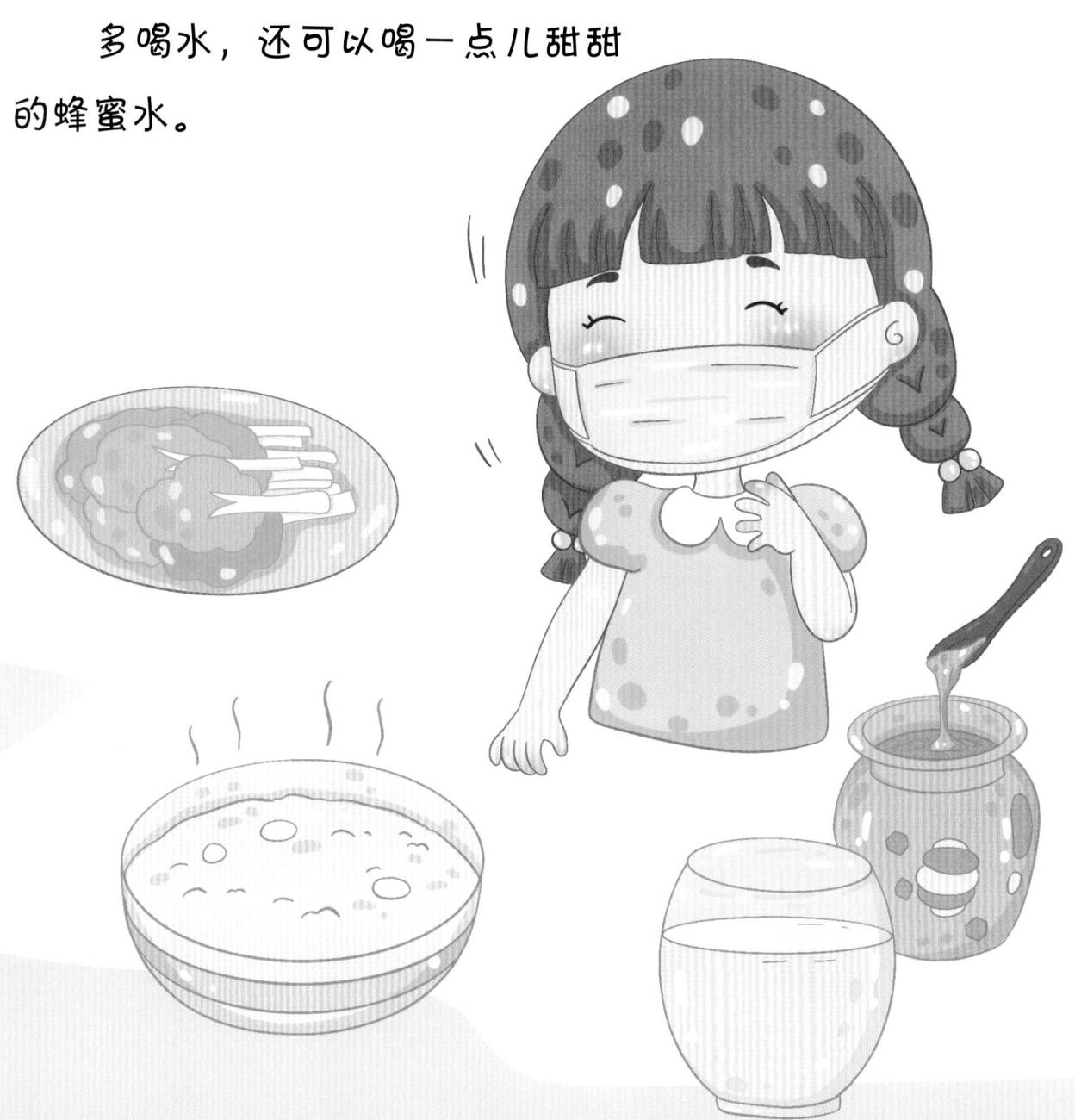

怎么才可以预防咳嗽呢?

中医认为,"虚邪贼风,避之有时"。意思是说,为了不被邪气**攻击**到,我们要及时地躲避邪气!

比如,下雨天**不要淋雨**,天冷了要及时**加衣服**!

同时，我们要增强自己的"正气"，多运动，好好吃饭，按时睡觉，**增强**我们的体质！

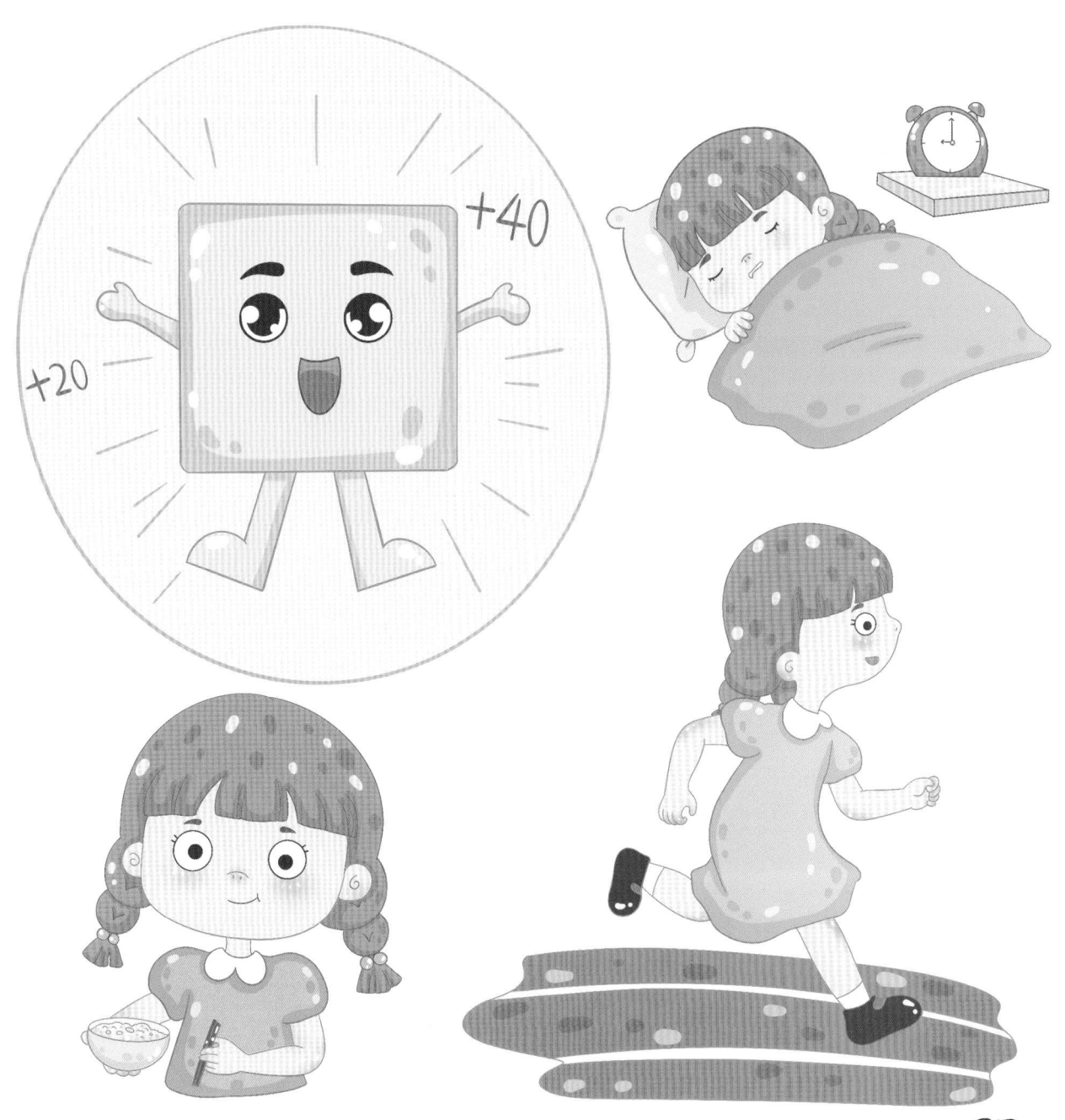

咳嗽是什么？

咳嗽是儿童常见的一种呼吸道疾病，多为外感邪气侵袭肺脏而引起的。它既是感冒中的一种症状，也是单独的一种疾病。一般咳嗽都会伴随有咳痰。如果长期咳嗽不停，还有可能出现胸闷、咽痒、气喘等症状。

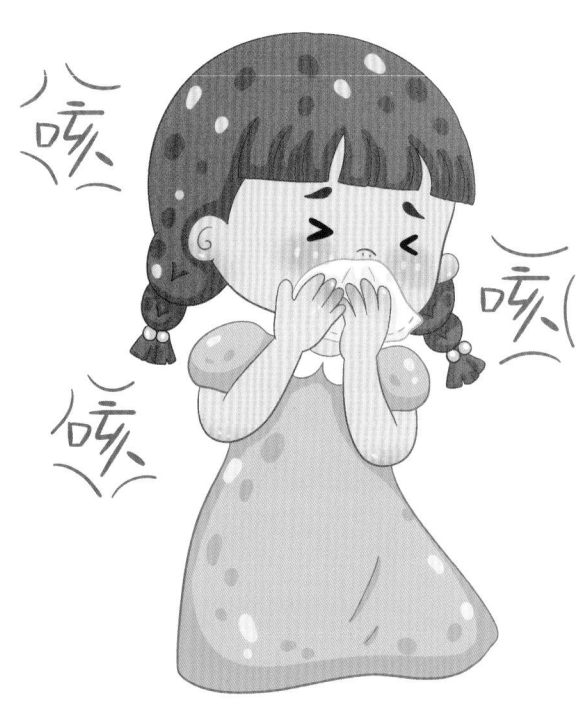

咳嗽和哮喘的区别

哮喘有喘息、气促、胸闷和 / 或咳嗽等症状，会反复发作。因其发作时也有咳嗽的表现，所以常常容易误认。

但是哮喘发作时，除了咳嗽以外，一般可以听到哮鸣音。同时，哮喘都会出现反复发作的情况，不发作时外表和平常的状态差不多。

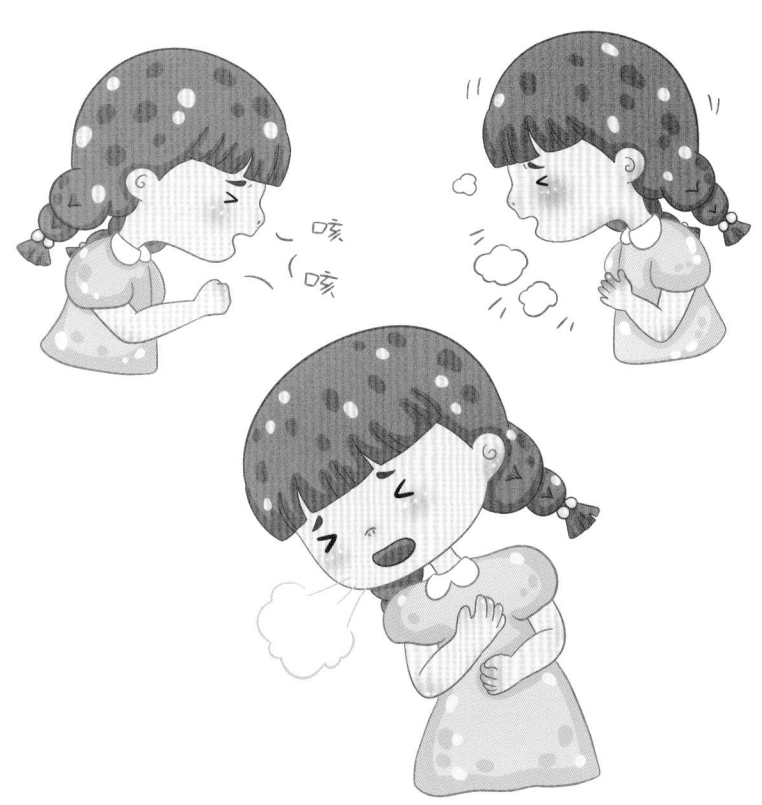

孩子咳嗽一定要吃止咳药吗？

咳嗽虽然是呼吸道感染的主要症状，也是呼吸道的保护性反射动作。它可以帮助肺脏祛除邪气。

所以一般情况下感冒后咳嗽，不推荐使用止咳药！因为抑制咳嗽可能会导致分泌物滞留，造成有害的气道梗阻。

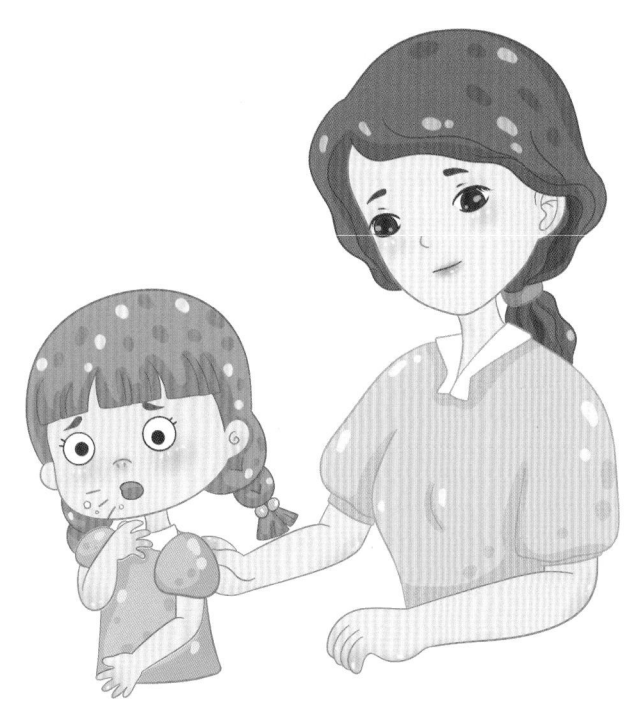

孩子咳嗽了，要鼓励孩子排痰

成人通过咳嗽可以将痰液排出体外，孩子则有困难，积累的痰液容易堵塞呼吸道，刺激孩子咳嗽得更厉害。

所以要鼓励孩子及时吐痰，把痰液咳出来。

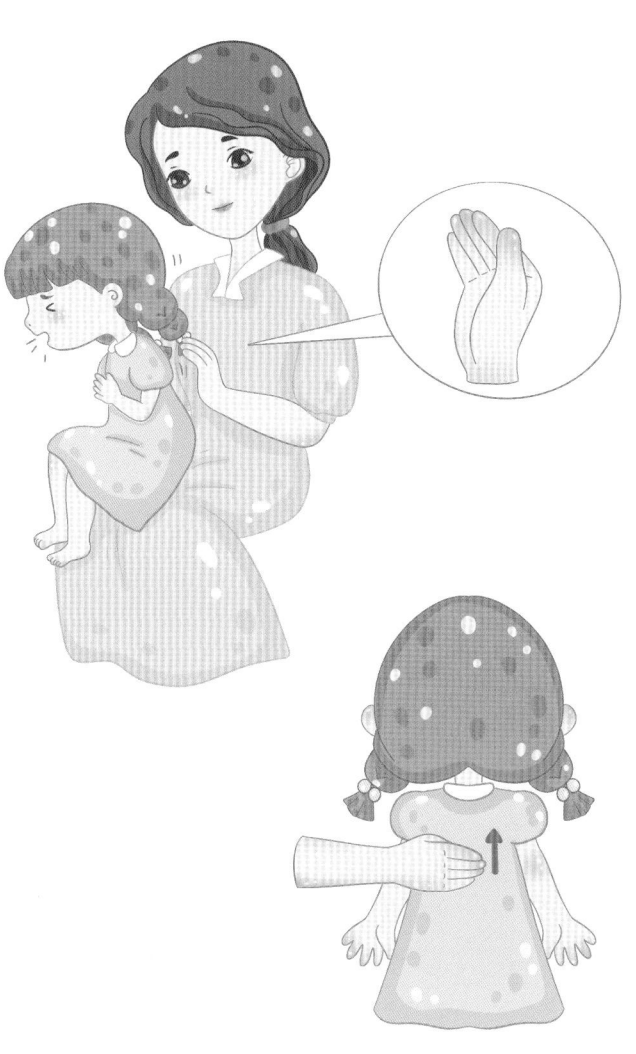

帮助孩子排痰可以试试以下方法：用空掌轻轻拍孩子的背部，上下左右都拍到。如果拍到某一部位时孩子就咳嗽，说明痰液就积在此处，应重点拍，多数是肩胛下的部位，也就是肺底部，拍的时候注意从下往上拍。

还要让孩子多喝水，稀释痰液促进排出。

孩子咳嗽饮食上该注意什么？

避免辛辣、刺激、过甜、过咸的食物，

尽量吃一些清淡的、容易消化的食物，

多吃一些蒸的、水煮的食物，

适当增加蔬菜、水果的摄入量。

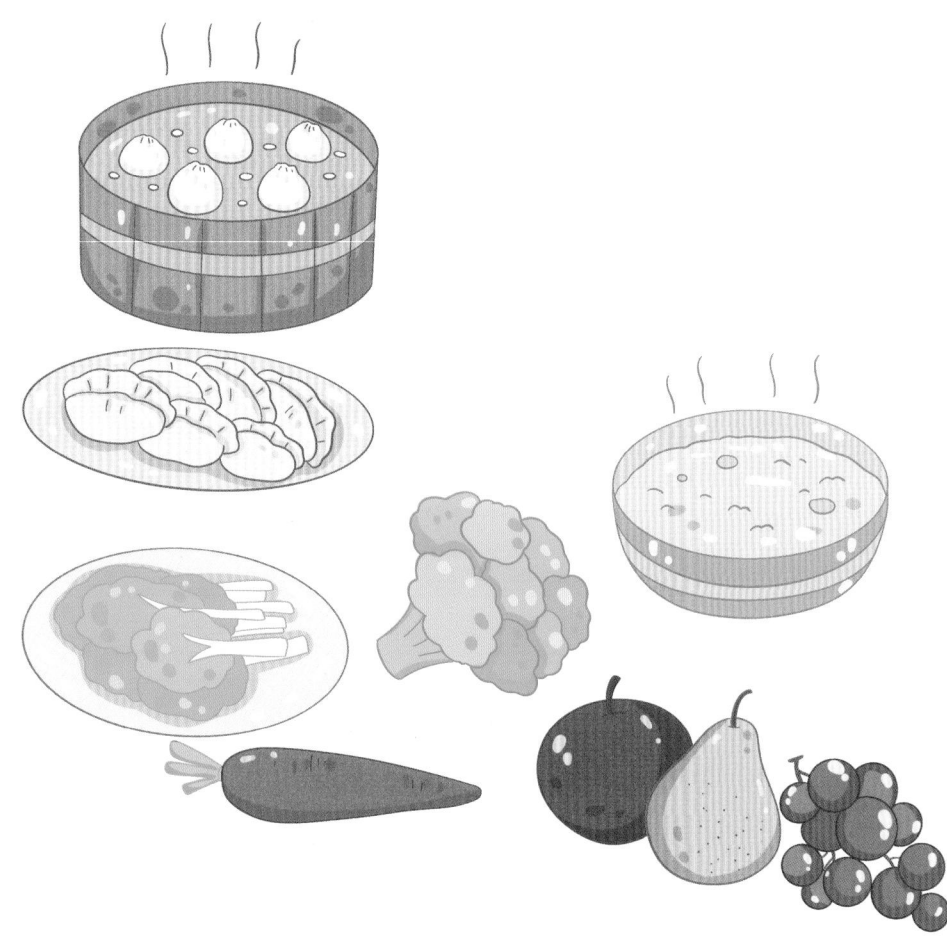

治疗咳嗽的小药膳（1）

如果咳出来的痰是泡沫状、白色的，一般是风寒咳嗽，可以熬百部生姜汁来缓解。

百部生姜汁

【原料】百部 10 克，生姜 6 克，蜂蜜适量

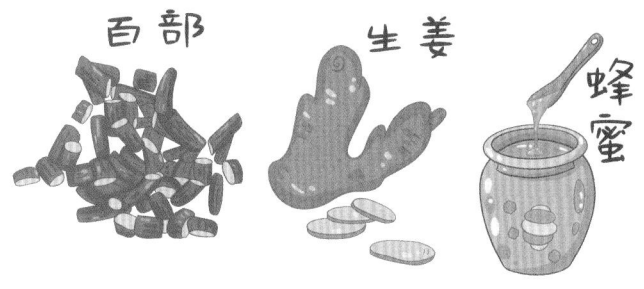

【做法】将生姜拍烂，百部洗净，同放入锅中，加适量水煎煮 20 ~ 30 分钟，去渣取汁，调入蜂蜜少许。

【用法】根据患儿食量喂服，每天 1 ~ 2 次。

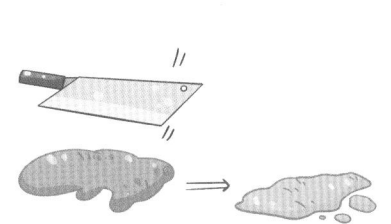 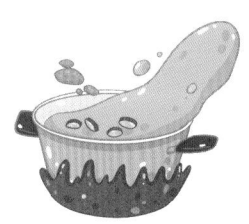 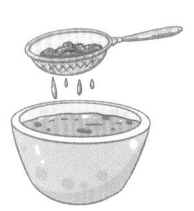 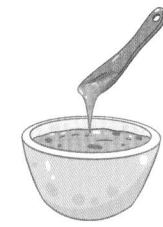

治疗咳嗽的小药膳（2）

如果咳出来的痰是黏稠、拉丝状、黄色或黄白色的，一般是风热咳嗽，可以熬些桑菊杏仁茶来缓解。

桑菊杏仁茶

【原料】桑叶9克，菊花9克，杏仁6克，蜂蜜适量

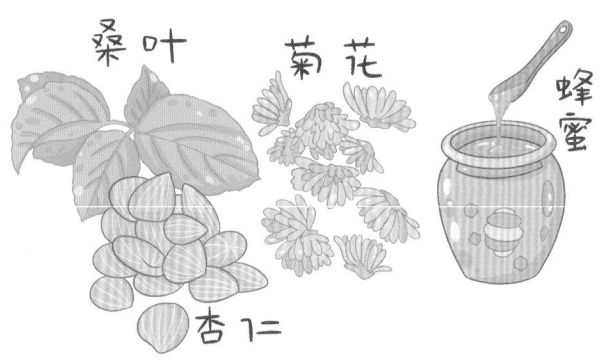

【做法】将杏仁捣碎拍烂，三者一起入锅水煎，取汁，调入适量蜂蜜，即可温服。

【用法】根据患儿食量喂服，每天1～2次。

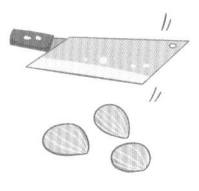 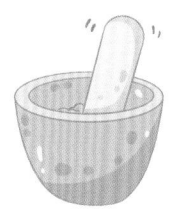 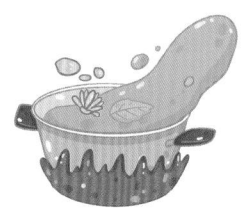 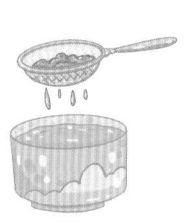 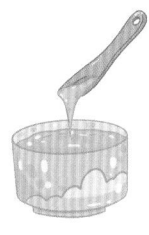

治疗咳嗽的小药膳（3）

如果咳嗽基本上没有什么痰，但是总是觉得喉咙痒痒的，一般是风燥咳嗽，有时也会兼有热邪，可以熬些梨子汁来缓解。

梨子汁

【原料】梨子 100 克，川贝母 5 克，桔梗 8 克，冰糖适量

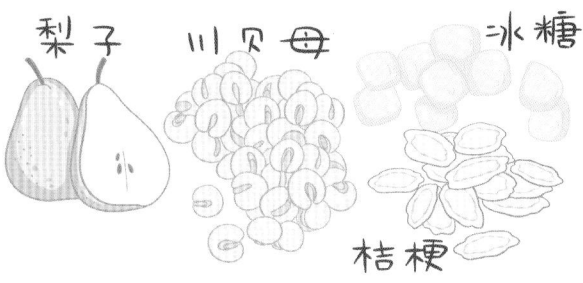

【做法】梨子洗净去核，切片，将川贝母捣烂，再和桔梗一起、入锅，水煎约 15 分钟，去渣取汁，加入冰糖适量，即可温服。

【用法】根据患儿食量喂服，每天 1～2 次。

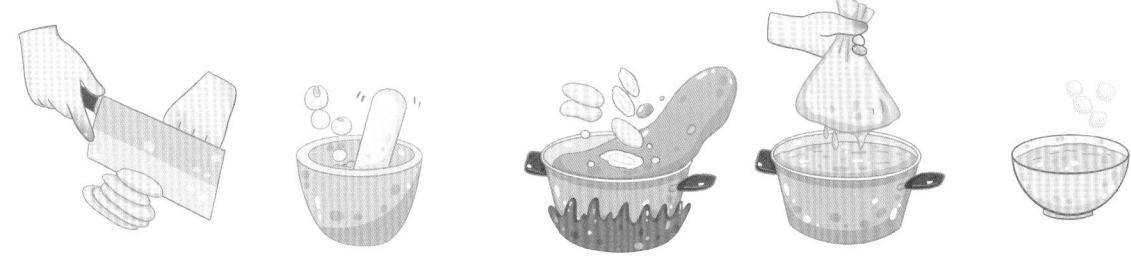

外感咳嗽的小儿推拿

推坎宫

位置：眉头至两眉梢成一横线。

手法：先用两拇指指端分别轻按一下鱼腰穴（眉毛中央），再自眉头起向眉梢做分推，一般操作 100 ~ 200 次，或推 1 ~ 2 分钟。

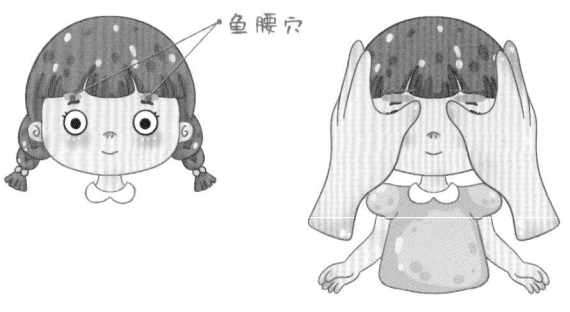

开天门

位置：从眉心垂直向上至发际线的一竖线。

手法：两拇指指端交替从下至上推，一般操作 100 ~ 200 次，或推 1 ~ 2 分钟。

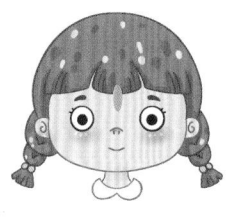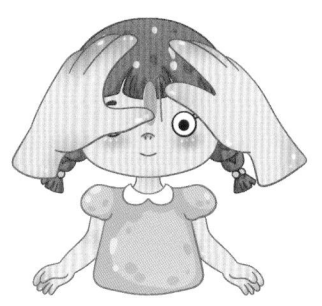

揉太阳

位置：指眉梢延长线与外眼角延长线的交点，一般按下去有个小窝。

手法：用两食指指端同时按住两侧太阳穴，按揉 100 ~ 200 次，或推 1 ~ 2 分钟。

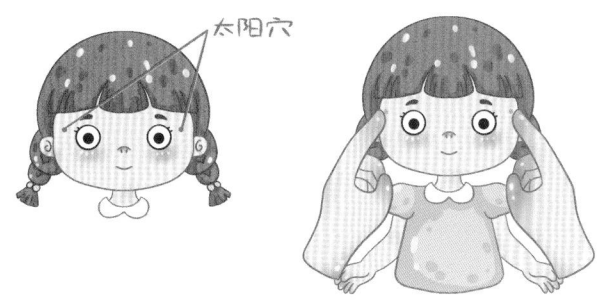

清肺经

位置：无名指掌面侧。

手法：用拇指指腹自指根向指尖（无名指末节螺纹面）直推 100 ~ 300次，或推 1 ~ 2 分钟。

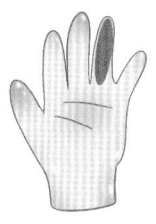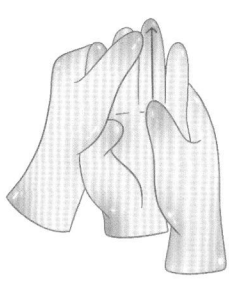

运内八卦

位置：手掌内面。

按摩方法：将宝宝手掌摊开，以掌心为圆心，从圆心至中指指根横纹约 2/3 处为半径做圆周，沿着这个圆周顺时针按摩 200 次。

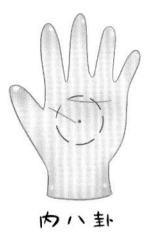

内八卦

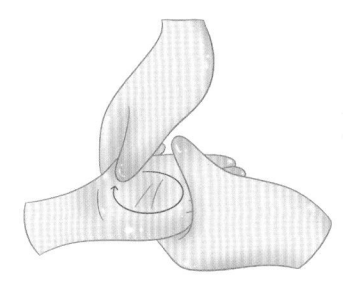

清天河水 （风热感冒用）

位置：腕横纹中央至肘横纹。

手法：可以用水或滑石粉作为介质，用食、中二指指腹，自腕横纹中央起，推至肘横纹，动作要轻、快，推拿 200 ~ 400 次。

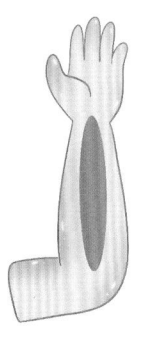

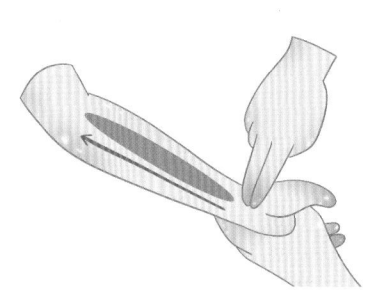

孩子咳嗽应该如何进行家庭护理？

1. 多喝热水或者蜂蜜水，还可以用米汤、雪梨汁来补水。

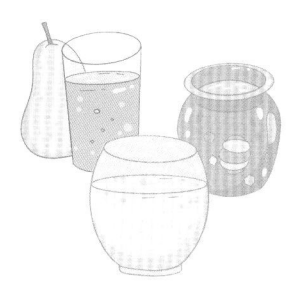

2. 避免与烟尘、煤气等接触，减少不良刺激。

3. 保持室内空气的流通，同时可以使用加湿器增加湿度，保持宝宝呼吸道和口腔的湿润，有利于痰液的排出。

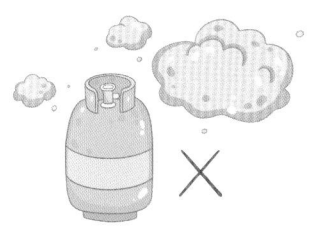 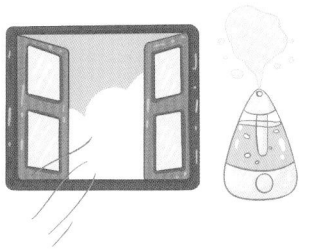

4. 改变睡觉的姿势，如果宝宝是夜间咳嗽比较剧烈，可以把宝宝的睡觉姿势改为半卧位，肩部以上垫高，可以减少鼻腔内的分泌物回流到咽部引起的咳嗽。

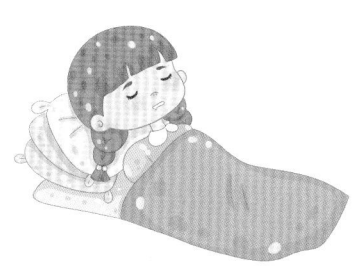

5. 鼓励孩子及时吐痰、擦鼻涕，不要养成把痰咽回去的习惯，必要的时候可以清洁鼻腔，用生理盐水冲洗鼻腔，减少鼻涕倒流。

6. 随时观察孩子体温的变化，防止发生高热和惊厥抽搐。

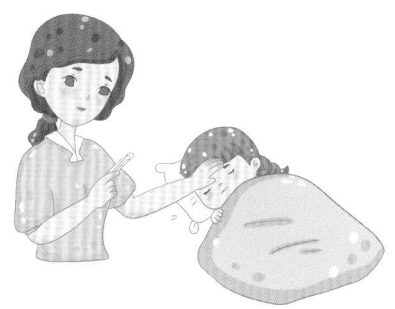

孩子咳嗽需要吃抗生素吗?

家长们注意了哦!

只有在医生明确诊断 **"继发性细菌感染"**，比如肺炎、鼻窦炎等，或者 **"支原体、衣原体感染"** 的时候，并且在医生的指导下，才可以正确使用抗生素，一定不要随便自己去药店购买!

咳嗽什么时候需要及时去医院?

√ 持续不退的高热伴（体温高于 38.5℃）有寒颤，惊厥抽搐。

√ 孩子精神状态差，疲乏无力，吃饭胃口减退，睡眠差。

√ 鼻涕和痰液的颜色是浓稠的黄绿色，或者铁锈色，甚至夹有血丝。

√ 咳嗽十分剧烈，而且不断加重。

√ 呼吸明显加快，甚至呼吸困难，嘴唇青紫。

√ 胸口痛得厉害。